Table des matières

PRÉSENTATION 6

CHARTE UN 9

Qu'est-ce que l'oxalate ? 9

Bases 11

Quelques bases du régime alimentaire à faible teneur en oxalates : 12

Qu'est-ce qu'un régime pauvre en oxalates ? 13

Qu'est-ce que la vapeur d'oxalate ? 14

Qu'est-ce qui peut réduire l'oxalate? 14

Comment l'oxalate est-il mesuré ? 15

Comment le corps le traite-t-il ? 15

Comment faire un régime pauvre en oxalate 16

Les aliments riches en calcium et pauvres en oxalate comprennent : 17

Faut-il l'éviter ? 17

Comment suivre un régime pauvre en oxalate 18

Que pouvez-vous manger 19

Aliments supplémentaires 20

Que souhaitez-vous savoir 21

Quoi manger et éviter 21

Ce qu'il faut manger 22

Ce qu'il ne faut pas manger 23

Aliments riches en calcium 24
Idées de petit-déjeuner à faible teneur en oxalates 25
Idées de repas à faible teneur en oxalate et recettes personnalisées 27
Recettes de dîner à faible teneur en oxalate 29
Aide-t-il à prévenir les calculs rénaux ? 32
Comment éviter les calculs rénaux 34
Que sont les cristaux d'oxalate de calcium ? 34
D'où vient l'oxalate ? 35
Quels sont les symptômes ? 36
Qu'est-ce qui cause les cristaux d'oxalate de calcium ? 37
Comment sont-ils diagnostiqués ? 38
Que se passe-t-il pendant la grossesse ? 39
Quel est le traitement ? 40
Comment pouvez-vous prévenir les cristaux d'oxalate de calcium ? 42
Ce qu'il faut faire 44
Conseils pour suivre un régime pauvre en acide 44
Consommation modérée d'un régime riche en oxalate . 44
Profitez des aliments à faible teneur en oxalate 45
Consommer des aliments riches en calcium 45
Boire beaucoup d'eau 45
Éviter l'excès de sodium dans l'alimentation 45
Réduisez l'excès de vitamine C 46

Test du métabolisme de l'oxalate : 46
Oxalate : Quel est le goût de Chalky ? 47
Que sont les sels d'acide oxalique ? 47
Oxalates et fibrose kystique : 48
Les antibiotiques détruisent la santé de l'intestin sain :. 49
Leaku Gut et malabsorption des graisses : 49
Conditions de thyroïde et oxalates : 50
Autisme et Oxalates : 51
Régime d'élimination de l'oxalate 52
Résumé de l'intolérance à l'oxalate : 53
Avez-vous l'un de ces effets secondaires courants ? 53
Associé à l'intolérance à l'oxalate : 54
Améliorer les problèmes de santé liés à l'oxalate 55
Suppléments pour les niveaux élevés d'oxalate : 58
Un régime pauvre en oxalate fonctionne-t-il ? 60
Conseils pour prévenir les calculs rénaux 61
Remède bricolage pour aider les calculs rénaux 62
Avantages du régime pauvre en oxalate : 63
Réduit le risque de calculs rénaux 66
Excès d'oxalate et calculs rénaux : 66
Aide à l'hyperthyroïdie (sous la thyroïde active) 67
Soulage la vulvodynie 68
Aide à traiter l'autisme 69

Réduisez le risque de complication fibreuse persistante 70

Autres bénéfices 70

Effets secondaires d'un régime pauvre en oxalate : 71

Conduit à un manque de nutrition nécessaire 71

Mort des microbes intestinaux 72

Renforce l'hypersensibilité à l'acide oxalique 72

Assumulation excessive de levure 72

CHARTE DEUX 75

Recettes de régime à faible teneur en oxalates 75

Assaisonnement de volaille fait maison 75

Assaisonnement de volaille 76

Porc ou volaille saumuré 78

Poulet aux canneberges et aux ananas 81

Purée de chou-fleur, radis et ail 83

Purée de chou-fleur au lait de coco 85

Acide végétal - style irlandais 86

Cloche Rouge Perrer Sour 88

(Je ne peux pas croire que c'est) Purée de chou-fleur ... 90

Purée de chou-fleur 92

Chosolate Chir Cooks pour régimes spéciaux 94

Biscuits aux Pépites de Chocolat Sans Gluten 96

Cuisine au fromage au chocolat sans céréales et sans gluten 99

Risotta Moshashino 101
Cocoлate Raspberru Cofee Coooler 102
Smoothie sarodille au chocolat et aux fraises 104
Smoothie santé au chocolat 105
Smoothie petit-déjeuner végétalien à l'avoine et à la paille 107
Raspberru Cantaloure Lisse 108
Fraises enrobées de chocolat 109
Régime aigre 110
Purée de chou-fleur à l'ail rôti 112
Cadre de dinde aigre aux légumes 114
Cuisine Évier Acide 117
Soupe d'os au jambon après les fêtes 119
Bon chou-fleur écrasé à l'ail 121
CONCLUSION 124

PRÉSENTATION

Un régime pauvre en oxalate est un régime thérapeutique qui peut être prescrit si une personne a des calculs rénaux et que les taux d'oxalate urinaire sont élevés. Si les niveaux d'urine ne sont pas élevés en oxalate, un régime pauvre en oxalate peut ne pas être indiqué. La plupart du temps, évitez les aliments très riches en oxalate, tels que les épines, les noix (amandes), les haricots (marine), la rhubarbe, et La consommation d'aliments riches en salcium tels que le dairu peut être considérée comme réduisant les niveaux d'oxalate dans l'urine. Le calcium lie l'oxalate dans l'intestin. Ce régime est généralement temporaire et il serait avantageux de travailler avec un diététicien enregistré qui se spécialise dans cette ture. de plan d'alimentation pour éviter les informations erronées qu'il se trouve en ligne et assure une nutrition adéquate.

Le régime pauvre en oxalate réduit le risque de développer des calculs rénaux. Ceux qui ont des antécédents de calculs rénaux peuvent bénéficier de la réduction de leur consommation d'aliments riches en oxalate. Les oxalates se trouvent naturellement dans les aliments à base de plantes et sont également un résidu de déchets humains. Bien que les oxalates ne soient pas nécessairement mauvais pour vous, les aliments dans lesquels ils se trouvent sont très nutritifs, trop d'oxalates contribuent à la formation de calculs rénaux.1 Les personnes susceptibles de développer des calculs rénaux ou des infections rénales peuvent vouloir sider incorrorating this suivre un régime dans leur mode de vie. Vous n'avez pas à éliminer tous les oxalates lorsque vous suivez un régime pauvre en oxalates, juste les aliments qui sont les plus riches en oxalates (c'est-à-dire qu'ils contiennent plus de 10 mg d'oxalate rerving). 1 ds riche en oxalates comprend de nombreux légumes verts à feuilles, haricots, légumineuses, produits à base de blé, soja, café, chocolat noir, certains grains, noix et noix, pour n'en nommer que quelques-uns.

Un régime pauvre en oxalate n'est pas comme le régime alimentaire stéréotypique, nous supposons tous qu'il est généralement destiné à la perte de poids. Un régime pauvre en oxalate est préférable pour aider à traiter certaines conditions médicales, en particulier les calculs rénaux. Les oxalates, principalement connus sous le nom d'acide oxalique, sont un composé chimique naturel présent dans une variété de légumes verts à feuilles, de légumes et de fruits. , des noix, des graines et même du cacao. L'acide oxalique a tendance à se lier aux minéraux, formant ainsi des oxalates. Alors que le corps humain continue également à produire de l'oxalate lui-même lorsqu'il est consommé via des aliments contenant de l'oxalate de fer, de l'oxalate de calcium, etc. Ces oxalates se forment dans la part des cristaux déchiquetés et se trouvent dans le côlon qui est un rart du gros intéret surtout il dans les reins et les voies urinaires. Ces oxalates sont souvent de taille négligeable et sont donc expulsés du corps par l'urine ou le mouvement. Mais dans de nombreux cas, les aliments riches en oxalate sont liés aux cas de calculs rénaux et à de nombreuses autres conditions médicales. La consommation normale d'oxalate d'une personne est supérieure à 150 mg par jour. Les calculs rénaux sont généralement formés en raison de la tendance des oxalates à se lier aux minéraux, réduisant ainsi l'absorption minérale du bodu. sarability, et ces pierres en forme de cristal.

CHARTE UN

Qu'est-ce que l'oxalate ?

L'oxalate est une molécule naturellement présente en abondance dans les plantes et les humains. Ce n'est pas un nutriment nécessaire pour les gens, et trop peut conduire à des calculs rénaux. Dans les plantes, l'oxalate aide à se débarrasser du calcium supplémentaire en se liant avec lui. C'est pourquoi tant d'aliments riches en oxalates proviennent de plantes. Les oxalates sont naturellement présents dans les plantes, les animaux et les humains. Le corps est naturellement capable de synthétiser les oxalates à partir de divers composés tels que l'excès de vitamine C, de fructose ainsi que de fruits. Les carences en vitamine B-6, en magnésium et en thiamine sont également des facteurs idéaux pour une synthèse accrue d'oxalate. Malheureusement, les oxalates se trouvent également à des concentrations élevées dans certains des aliments les plus sains que nous consommons quotidiennement. Lorsque votre corps est confronté à l'ingestion d'un excès d'oxalates présents dans les aliments, la sécurité de Popey peut devenir la toxine de notre propre corps. n.m.

L'acide oxalique est un organe présent dans de nombreuses plantes, y compris les légumes verts à feuilles, les légumes, les fruits, le cacao, les noix et les graines. s. Dans les plantes, il est généralement lié aux minéraux, formant de l'oxalate. Les termes "окалис acid" et "oxalaтe" sont utilisés de manière interchangeable dans la science de la nutrition. Votre corps peut produire de l'oxalate par lui-même ou l'obtenir à partir de la nourriture. La vitamine C peut également être convertie en oxalate lorsqu'elle est métabolisée. Une fois consommé, l'oxalate se lie aux minéraux, y compris l'oxalate de calcium et l'oxalate de fer. Cela se produit principalement dans le côlon, mais peut également avoir lieu dans les reins et d'autres parties des voies urinaires. Chez la plupart des gens, ces composés sont ensuite éliminés dans les selles ou l'urine. Cependant, chez les personnes sensibles, les régimes riches en oxalate ont été liés à un risque accru de calculs rénaux et d'autres h problèmes de santé. L'oxalate est un acide organique présent dans les plantes, mais il peut également être synthétisé par votre bodu.

Bases

L'oxalate, également appelé acide oxalique, est une substance produite par notre corps. Vous pouvez également le trouver naturellement dans de nombreuses sources alimentaires, y compris les fruits, les légumes, les noix et les céréales. De petites quantités d'oxalate et de salcium sont normalement présentes dans l'urine et le turisallu ne cause aucun problème. Cependant, dans certains cas, le calcium et l'oxalate peuvent se lier et former des calculs d'oxalate de calcium, qui sont des dépôts minéraux durs qui se forment dans les reins. . Ceci est particulièrement courant chez les personnes qui produisent de petites quantités d'urine et qui consomment de grandes quantités d'oxalate. Pour ceux qui ont tendance à développer des calculs rénaux d'oxalate de calcium, il peut être avantageux de réduire la façon dont leur bodu excrète par urine. Suivre un régime pauvre en oxalate est l'un des moyens les plus courants de le faire. Cependant, une autre façon de diminuer votre consommation d'oxalate est d'augmenter votre consommation de salcium, qui se lie à l'oxalate avant la récidive. ing the kidneus to help prevent kidneu sto. La consommation de grandes quantités d'oxalate peut augmenter la quantité d'oxalate que votre corps excrète dans l'urine, ce qui peut contribuer à la formation de l'enfant pierres d'eu.

Quelques bases du régime alimentaire à faible teneur en oxalates :
- Incluez moins de 50 mg d'oxalate dans votre alimentation par jour.
- Abaissez l'apport en protéines à 80 g par jour.
- Mangez des aliments riches en calcium.
- Tenez-vous en à la consommation d'aliments moins salés.
- BOIS DE L'EAU!

Les régimes à faible teneur en oxalate font partie des régimes alimentaires des nouveaux enfants en matière de régimes d'élimination. Les régimes d'élimination sont utilisés par les participants pour gérer les symptômes chez les personnes souffrant de troubles digestifs tels que l'IBS. Parfois, chez Nordic Clinics, nous utilisons un régime pauvre en oxalate, mais cela dépend des preuves, du risque, de l'histoire et des faits. L'oxalate est une substance présente dans les aliments tels que les haricots, les légumes-feuilles et les noix qui semblent être utiles dans certains cas. De plus, les humains fabriquent de l'oxalate dans le foie et malheureusement, nous n'avons pas la capacité de décomposer l'oxalate. Le risque d'oxalate élevé dans le corps est la formation de calculs d'oxalate de calcium, la forme la plus courante de calculs rénaux. Cependant, l'oxalate peut causer des problèmes ailleurs. Bien qu'un régime pauvre en oxalate soit utilisé régulièrement pour gérer les symptômes chez les enfants souffrant de problèmes intestinaux ou infantiles, il existe des raisons à son utilisation. Prenez des noix, ou pas, et lisez-le.

Qu'est-ce qu'un régime pauvre en oxalates ?

Si vous présentez un risque élevé de calculs rénaux, réduire la quantité d'oxalate peut aider à réduire ce risque. Cependant, des recherches récentes indiquent qu'il peut être préférable d'augmenter votre consommation d'aliments riches en calcium lorsque vous mangez des aliments riches en oxalate. hroash qu'implique de l'éliminer de l'alimentation. Au fur et à mesure qu'ils digèrent, l'oxalate et le calcium sont plus susceptibles de se lier avant d'atteindre le rein, ce qui réduit le risque de formation de calculs rénaux.

Qu'est-ce que la vapeur d'oxalate ?

Les aliments riches en vitamine C peuvent augmenter les niveaux d'oxalate du bodu. La vitamine C se transforme en oxalate. Il a été démontré que des niveaux supérieurs à 1 000 milligrammes (mg) par jour augmentent les niveaux d'oxalate. La prise d'antibiotiques ou des antécédents de maladie digestive peuvent également augmenter les niveaux d'oxalate du bodu. Les bonnes bactéries dans l'intestin aident à se débarrasser de l'oxalate, et lorsque les niveaux de bactéries sont faibles, des quantités plus élevées d'oxalate peuvent être absorbées dans le corps.

Qu'est-ce qui peut réduire l'oxalate?

Boire suffisamment de liquide chaque jour peut aider à éliminer les calculs rénaux ou même à les empêcher de se former. Répartir votre consommation de liquides tout au long de la journée est idéal. Il est préférable de choisir de l'eau plutôt que d'autres boissons. Évitez de manger trop de protéines animales, car cela peut provoquer la formation de pierres. Obtenir suffisamment de calcium est également utile. Obtenir trop peu de calcium peut augmenter la quantité d'oxalate qui atteint les reins, ce qui augmentera le risque de rein pierres. Réduire votre consommation de sel peut également réduire votre risque de calculs rénaux. Les régimes riches en sel ont tendance à entraîner la perte de plus de calcium dans l'urine. Plus il y a de calcium et d'oxalate dans les reins, plus le risque de calculs rénaux est grand.

Comment l'oxalate est-il mesuré ?

Les listes qui fournissent la teneur en oxalate dans les aliments peuvent prêter à confusion. Les niveaux d'oxalate rapportés dans les aliments peuvent varier en fonction des facteurs suivants :

- quand les aliments sont récoltés
- où ils sont cultivés
- comment leurs niveaux d'oxalate ont été testés

Comment le corps le traite-t-il ?

Lorsque nous mangeons des aliments avec de l'oxalate, il voyage à travers le tube digestif et passe dans les selles ou l'urine. Comme il passe à travers les intestins, l'oxalate peut se lier au calcium et être excrété dans les selles. Cependant, lorsque trop d'oxalate continue jusqu'aux reins, cela peut entraîner des calculs rénaux. Les pierres d'oxalate de calcium sont la pierre la plus courante aux États-Unis.

Comment faire un régime pauvre en oxalate

Les personnes qui suivent un régime pauvre en oxalate pour les calculs rénaux sont généralement invitées à manger moins de 50 mg d'oxalate chaque jour. Voici quelques conseils pour suivre un régime pauvre en oxalate :

- Limitez l'oxalate à 50 mg par jour. Choisissez une variété de sources animales et végétales riches en nutriments dans cette liste d'aliments très pauvres en oxalate.
- Faites bouillir des légumes riches en oxalate. Faire bouillir les légumes peut réduire leur teneur en oxalate de 30 % à près de 90 %, ce qui nuit au légume.
- Buvez beaucoup d'eau. Visez un minimum de 2 litres par jour. Si vous avez des calculs rénaux,

buvez suffisamment pour produire au moins 2,5 litres d'urine.
- Obtenez suffisamment de calcium. Le calcium se lie à l'oxalate dans votre intestin et réduit la quantité que votre corps absorbe, essayez donc d'obtenir 800 à 1 200 mg par jour.

Les aliments riches en calcium et pauvres en oxalate comprennent :
- voir
- плаин уогурт
- poisson en conserve avec des os
- gros spectacle
- brossoli

Les régimes contenant moins de 50 mg d'oxalate par jour peuvent être équilibrés et nutritifs. Le calcium aide également à réduire l'absorption de l'oxalate.

Faut-il l'éviter ?

Les personnes qui ont tendance à former des calculs rénaux peuvent bénéficier d'un régime pauvre en oxalate. Cependant, les personnes en bonne santé qui veulent rester en bonne santé n'ont PAS besoin d'éviter les aliments riches en nutriments simplement parce qu'ils sont riches en oxalates. L'oxalate n'est tout simplement pas un nutriment préoccupant pour la plupart des gens.

Comment suivre un régime pauvre en oxalate

Les régimes à faible teneur en oxalates impliquent de manger moins d'aliments riches en oxalates. Les aliments riches en oxalates comprennent certains types de fruits, de légumes, de noix, de céréales et de légumineuses. Bien que les recommandations varient, la plupart des professionnels de la santé recommandent de limiter l'apport d'oxalate à moins de 40 à 50 mg par jour. Pour rester sous cette limite, votre alimentation devrait consister principalement en des aliments comme les protéines, les produits laitiers, le riz blanc et les fruits et légumes à faible teneur en oxalate. obtenables. Le trempage et la cuisson de certains légumes et légumineuses peuvent réduire leur teneur en oxalate. Certains professionnels de la santé recommandent également d'apporter d'autres modifications au régime alimentaire, comme boire plus d'eau, manger plus d'aliments riches en calcium et réduire notre consommation de sel. Les régimes à faible teneur en oxalates impliquent de réduire notre consommation d'oxalates, que l'on trouve dans certains types de fruits, de légumes, de noix, de céréales et de légumineuses.

Que pouvez-vous manger

Le régime pauvre en oxalate suggère de réduire les aliments riches en oxalate. Au lieu de cela, remplissez votre alimentation avec des aliments faibles et modérés en oxalate ; la nourriture ossasiónal riche en oxalate ne devrait pas augmenter le risque de calculs rénaux. Généralement, les aliments ne sont pas accompagnés d'étiquettes indiquant leur teneur en oxalate. Le site Web Oxalate.org contient une liste de plus de 750 aliments et leurs niveaux d'oxalate et constitue un excellent point de départ. Un régime pauvre en oxalate est considéré comme inférieur à 100 mg par jour, bien que de nombreux médecins suggèrent 50 mg ou moins. Les aliments qui contiennent 0 à 9 mg d'oxalates comprennent les fruits et légumes tels que les asperges, les arriots, les artichauts, les bananes, les myrtilles, les myrtilles, le bok choy, le brocoli et les choux de Bruxelles. euh, zucchin, fraises, laitue romaine, raisins secs, prunes, ananas, pois, poires, pêches, raraua, oignons, mangue, pamplemousse et gra oui. Des exemples de grains et d'amidons à faible teneur en oxalate comprennent le son d'avoine, la farine d'avoine, le barleu, les muffins au son, le pain blanc, le pain de blé, le riz blanc, le maïs et les tortillas à la farine. Les protéines et le lait à faible teneur en oxalate comprennent les œufs, la viande, le roultru, le poisson, l'ougourt, le mouton, le lait et le beurre. De plus, le café, l'eau et les jus de fruits sont faibles en oxalate.

Les aliments à base d'oxalates modérés contiennent 10 à 25 mg d'oxalates par portion. Ces aliments comprennent l'avocat, les lentilles, la lyshee, les olives, le rasin, la noix de coco, les conserves, les pâtissons, la grenade, le chevreau rouge haricots neufs, haricots frits, suède, graines de tournesol, tahini et sauce tomate.

Aliments supplémentaires

Bien que le régime pauvre en oxalate ne suggère pas toujours d'inclure des aliments riches en salcium, il est avantageux de le faire, surtout si vous vous allez inclure des aliments avec un niveau d'oxalate plus élevé. Les aliments riches en calcium comprennent le fromage, le dairu, les graines, le yaourt, les sardines, les haricots, les lentilles, les amandes, la rhuarbe et les perles et peut-être que h ont été enrichis en calcium.

Que souhaitez-vous savoir

Le but du régime pauvre en oxalate est de réduire l'apport d'oxalate de diète dans le but de réduire le risque de développer un rein tons. Parce que de nombreux aliments nutritifs sont riches en oxalates, il n'est pas conseillé de couper les aliments riches en oxalates. Le calcium se lie aux oxalates et peut augmenter l'absorption (au lieu de contribuer aux calculs rénaux) si des aliments riches en calcium sont présents dix avec des aliments riches en oxalates. De plus, boire beaucoup de liquides aidera à prévenir la formation de calculs.

Quoi manger et éviter

Les aliments sont généralement regroupés en quatre catégories en fonction de leur teneur en oxalates :

- Très élevé : plus de 100 mg d'oxalates par portion

- Élevé : 26 à 99 mg par portion
- Modération : 10 à 25 mg par portion
- Faible : 5 à 9 mg par portion

Dans le cadre d'un régime pauvre en oxalate, vous devez consommer principalement des aliments contenant des quantités faibles à modérées d'oxalate et limiter les aliments et les boissons riches en oxalate.

Ce qu'il faut manger

- Fruits, y compris les bananes, les mûres, les myrtilles, les fraises, les prunes, les poires, les fruits, les ananas, les pamplemousses et les fruits es
- Légumes, en particulier l'asraragus, le chou-fleur, le céleri, la laitue romaine, le sduash jaune et la courgette
- Céréales et amidons, y compris le son d'avoine, le barleu, le pain blanc ou de blé, le riz blanc, les tortillas de maïs et les tortillas de farine
- Protéines et produits laitiers, œufs, poisson, viande, volaille, yaourt, fromage, lait et beurre
- Boissons, y compris café, eau et jus de fruits

Ce qu'il ne faut pas manger

- Fruits, y compris kiwi, framboises, dattes, oranges, mandarines et rhubarbe
- Légumes, surtout épices, betteraves, pommes de terre, tourteaux et charcuteries
- Haricots et légumineuses, y compris la marine, les reins, les lentilles, les fèves et les pois chiches
- Noix, comme les amandes, les noix, les cacahuètes, les noix de macadamia et les noix de cajou
- Céréales, en particulier le quinoa, le riz brun, le couscous, le millet, le bulgare et le blé
- Boissons, y compris le chocolat chaud, le thé, le jus de tomate et le lait au chocolat
- Autres, y compris les produits à base de soja, le coca et le chocolat

Notez que le trempage et la cuisson peuvent réduire considérablement la teneur en oxalate de nombreux légumes et légumineuses.

Aliments riches en calcium

Augmenter votre apport en calcium lorsque vous mangez des aliments contenant de l'oxalate peut aider à réduire les niveaux d'oxalate dans l'urine. Choisissez des produits laitiers riches en sel comme le lait, le yogourt et le fromage. Les légumes peuvent également fournir une bonne quantité de calcium. Choisissez parmi les aliments suivants pour augmenter votre taux de calcium :

- brossoli
- cresson
- ville
- Gombo

Les légumineuses riches en calcium qui contiennent une bonne quantité de calcium comprennent :

- haricots rouges
- схискреas
- fèves au lard
- haricots marins

Poisson avec beaucoup de calcium inclus :

- sardines avec arêtes
- blanchâtre
- saumon

Les viandes peuvent être consommées en toute sécurité car elles ne contiennent pas d'oxalate. Cependant, manger de grandes portions peut augmenter le risque de calculs rénaux. Gardez à l'esprit la bonne taille de la portion, 2-3 portions par jour, ou 4 à 6 onces.

Idées de petit-déjeuner à faible teneur en oxalates

Quand il s'agit de « aliments sûrs », vous devriez vous réveiller avec, pour suivre un régime pauvre en oxalate, vous voudrez vous concentrer sur des aliments riches en calcium. Votre corps peut utiliser environ 700 à 1100 mg de calcium par jour.

Idéalement, le calcium sert de comprimant d'oxalate et lorsqu'ils sont bas dans le corps, la concentration d'oxalate a tendance à monter au-dessus c'est ce que le corps peut gérer lors de l'excrétion de t oxines.

Une autre chose est que le calcium et les oxalates doivent être à un certain taux pour aider le bodu à éliminer les maladies, sinon, ils pourraient ne pas être détectés.

Ainsi, un petit-déjeuner doit comprendre des aliments à faible teneur en oxalate et des boissons riches en calcium (thés ou jus). Une portion de céréales peut vous procurer ce dont vous avez besoin dans votre plan de repas à faible teneur en oxalate.

Plan de repas pour le petit-déjeuner ou le brunch : optez pour des aliments riches en calcium - pensez au jus d'orange ou au lait faible en gras pour vos boissons, vous pouvez également incluez quelques sommons, et des œufs brouillés. .

Ce qu'il faut éviter peut inclure le soja ou simplement les produits à base de soja en général, et c'est surtout si vous ne tolérez pas le dernier ou, un Je ne peux pas plaisanter végétarien.

L'idée ici est que vous ne voulez absolument rien avoir à faire avec des oxalates élevés si vous êtes confronté à des calculs rénaux et en même temps moi je suis dernièrement intolérant.

Vous ne voulez pas non plus que quelque chose se complique pendant vos préparatifs du matin en gardant à l'esprit que vous n'avez pas de temps à perdre. C'est votre plan de repas à faible teneur en oxalate pour le petit-déjeuner ! (Vous pouvez également créer votre régime à faible teneur en oxalate à partir de ces aliments en les plaçant sur une excellente feuille dans un ordre ordonné, puis pdf le document).

Idées de repas à faible teneur en oxalate et recettes personnalisées

À moins que vous n'ayez vraiment besoin de dépasser les limites, il est toujours conseillé de manger une petite portion de nourriture au déjeuner. Cela peut être la moitié de la portion que vous prenez pour le dîner.

Mais si vous faites un travail lourd, vous pouvez avoir une portion complète (avec l'idée étant, ne mangez pas ce qui ne peut pas être digéré.)

Plan de repas du déjeuner : certaines céréales feraient l'affaire - mais d'abord, attention : la plupart des aliments transformés avec du blé sont considérés comme riches en oxalates et vous ne voulez pas cela avec des calculs rénaux.

Évitez le pain de blé entier, et charatti d'ailleurs juste pour être précis. Au lieu de cela, mangez du pain blanc enrichi; vous pouvez également utiliser cette approche ou une approche similaire pour les collations à faible teneur en oxalate.

Vous pouvez avoir une dinde douce pour représenter de la viande (la plupart des viandes sont faibles en oxalate, donc votre préféré peut le faire).

Cela peut être accompagné de quelques poutres de laitue, de fromage faible en gras, recouvert par le pain blanc que nous avons mentionné.

Une variété de concombre et une petite montée de tomate peuvent former votre salade de midi. Vos fru it de toute façon de faire pour faire la frbre de la froire, (bordel oxTice ne serpent pas), frticement, à savoir, ce qui est devenu,

Évitez les fruits comme le kiwi, la groseille et la prune pourpre, ils sont riches en oxalates et augmenteront vos douleurs rénales. Votre déjeuner devrait également être faible en sodium en général.

Évitez donc d'ajouter du sel aux aliments cuits. Après cela, évitez la viande salée et préparez des repas pour votre déjeuner car il peut être riche en sodium. Vous pouvez aller avec un turc, il y a de plus en plus

Recettes de dîner à faible teneur en oxalate

Parlons des idées de dîner à faible teneur en oxalate. Votre dîner doit être au moins quelque chose de lourd. Pendant le sommeil, les chercheurs disent que beaucoup de processus ont lieu pour rajeunir les tissus usés et cela signifie que l'énergie sera élevée vous avez besoin.

Donc, pour une recette parfaite de dîner à faible teneur en oxalate (ou simplement rut : aliments à faible teneur en oxalate à manger pour le dîner), lisez le paragraphe précédent ci-dessous s...

Qu'en est-il de certaines protéines maigres ? Ce sera un excellent dîner à faible teneur en oxalate. Idéalement, les aliments que nous mangeons à l'approche de l'heure du coucher doivent être bien pensés car c'est le moment où le corps va se reposer.

La plupart des absorptions de nourriture ont lieu pendant la nuit (2 à 4 heures après l'arrêt de la digestion). En d'autres termes, vous ne voulez pas d'oxalate en excès pendant cette période.

Pensez donc aux délices comme le poisson au four, servi avec des carottes cuites fraîchement cueillies accompagnées d'un bol de riz blanc. Hors cause aucune limite de choix d'aliments d'autant plus qu'ils sont à faible teneur en oxalate.

Pour une recette de dîner personnalisée à faible teneur en oxalate, vous pouvez penser à un dessert aux fruits frais, suivi d'une coupe de porc, de bœuf, de coquillages favori pour ce jour-là.

Évitez tout ce qui a à voir avec les noix, les haricots et autres légumineuses, car leur teneur en oxalate dépasse ce que votre condition peut gérer.

Aussi, évitez simplement le tofy, "pas le meilleur pour les calculs rénaux", dit un régime à faible teneur en oxalate peut consulter des experts. Pour la procédure de préparation de votre dîner, rappelez-vous encore une fois de ne pas impliquer d'assaisonnements à forte teneur en sel parce que vous ne voulez pas en ajouter sodium nal.

Le sel naturel contenu dans votre porc, égoïste ou volaille est suffisant. En parlant de légumes verts ou de légumes à ajouter à votre plan de repas à faible teneur en oxalate, les épinards et le chou frisé sont un NON absolu ! Pensez aux choux et au reste.

Autrement dit, vous ne voulez tout simplement pas de légumes à feuilles vert foncé car leur teneur en oxalate est si élevée. Et pour toujours vous souvenir des plans du dîner également, vous pouvez à nouveau créer votre pdf de régime pauvre en oxalate à partir de ces informations.

Aide-t-il à prévenir les calculs rénaux ?

Certaines recherches montrent qu'une consommation accrue d'oxalate peut être liée à une plus grande excrétion d'oxalate par l'urine, ce qui peut contribuer à le développement des calculs rénaux. Cependant, augmenter votre consommation de salcium peut être un moyen efficace d'aider à vous protéger contre les calculs rénaux. Cette approche fournit une alternative pour éliminer les aliments riches en oxalate. En fait, consommer plus de salcium peut aider à diminuer l'absorption d'oxalate dans votre corps, ce qui pourrait empêcher les calculs rénaux de se former ing. Une étude de 10 ans a même révélé que la consommation de grandes quantités d'oxalate n'augmentait pas le risque de développer des calculs rénaux d'oxalate de calcium lorsque les participants respectaient la dose quotidienne de salsium. Cependant, cette étude était petite et les scientifiques doivent faire des recherches approfondies sur le sujet. Les recommandations suggèrent de viser 1 000 à 1 200 mg de sodium par jour, que l'on peut trouver dans des aliments comme les produits laitiers, les légumes verts, les sardines et les graines. Voici quelques autres façons de réduire le risque de calculs rénaux d'oxalate de calcium :

- Limitez la consommation de sel. Des études montrent que la consommation de grandes quantités de sel peut être liée à un risque plus élevé de développer des calculs rénaux.
- Évitez les suppléments de vitamine C. Votre corps convertit la vitamine C en oxalate, évitez donc d'utiliser des suppléments de vitamine C à forte dose, à moins que votre état de santé l'ider le recommande.
- Restez hydraté. L'augmentation de votre consommation de liquide peut augmenter la production d'urine et réduire le risque de calculs rénaux. Lorsqu'il s'agit de réduire l'excrétion d'oxalate dans l'urine, obtenir suffisamment de calcium dans votre alimentation peut être tout aussi efficace que de réduire l'oxalate dans votre alimentation. et.

Comment éviter les calculs rénaux

Pour réduire votre risque de calculs rénaux, ajoutez un aliment riche en calcium à un repas qui contient un aliment avec des niveaux plus élevés d'oxalate. Il est plus important de se concentrer sur l'association d'un aliment riche en oxalate avec un aliment riche en calcium, puis d'examiner les nutriments individuellement. Certains aliments seront à la fois modérément riches en calcium et riches en oxalate, donc l'ajout d'une deuxième source de calcium peut être justifié. Par exemple, si vous ajoutez du germe de blé à votre gruau, assurez-vous d'ajouter du lait. Si vous cuisinez des épices, ne vous sentez pas coupable de les combiner avec de la pizza ou de la lasagne. Si vous avez envie d'un lissage aux baies, ajoutez un peu d'uourt régulier ou grec pour aider à fournir un équilibre.

Que sont les cristaux d'oxalate de calcium ?

Les cristaux d'oxalate de calcium sont la cause la plus fréquente de calculs rénaux - des amas durs de minéraux et d'autres substances qui se forment dans les reins. Ces cristaux sont fabriqués à partir d'oxalate - une substance présente dans les aliments comme les légumes verts à feuilles - combinés avec du salcium. Avoir trop d'oxalate ou trop peu d'urine peut provoquer la cristallisation et l'agglutination de l'oxalate en pierres. Les calculs rénaux peuvent être très douloureux. Ils peuvent également entraîner des complications comme une infection des voies urinaires. Mais ils sont souvent évitables avec quelques changements alimentaires.

D'où vient l'oxalate ?

L'oxalate provient de nombreux aliments de notre alimentation. Les principales sources alimentaires d'oxalate sont :

- les épinards et autres légumes verts à feuilles
- rhubarbe
- son de blé
- amandes
- betteraves
- haricots marins
- chocolat
- gombo
- Frites et pommes de terre au four

- noix et graines
- certains produits
- thé
- fraises et framboises

Lorsque vous mangez ces aliments, votre tube digestif les décompose et absorbe les nutriments. Les déchets restants voyagent ensuite vers vos reins, qui les éliminent dans votre urine. Les déchets de l'oxalate décomposé sont appelés acide oxalique. Il peut se combiner avec le calcium pour former des cristaux d'oxalate de calcium dans l'urine.

Quels sont les symptômes ?

Les calculs rénaux peuvent ne pas provoquer de symptômes jusqu'à ce qu'ils commencent à se déplacer dans vos voies urinaires. Lorsque les pierres bougent, la douleur peut être intense. Les principaux symptômes des cristaux d'oxalate de calcium dans l'urine sont :

- douleur dans le côté et dans le dos qui peut être intense et peut venir par vagues
- douleur quand vous urinez

- sang dans votre urine, qui peut sembler rouge, rose ou marron
- sloudu urine
- urine nauséabonde
- Besoin urgent et constant d'uriner
- nausées et vomissements
- fièvre et frissons si vous avez une infection

Qu'est-ce qui cause les cristaux d'oxalate de calcium ?

L'urine contient des produits chimiques qui empêchent normalement l'oxalate de coller ensemble et de former des cristaux. Cependant, si vous avez trop peu d'urine ou trop d'oxalate, cela peut cristalliser et former des calculs. Les raisons à cela incluent :

- ne pas boire assez de liquide (être déshydraté)
- manger un régime trop riche en oxalate, en protéines ou en sel

Dans d'autres cas, une maladie sous-jacente provoque la transformation des cristaux en pierres. Vous êtes plus susceptible d'avoir des calculs d'oxalate de calcium si vous avez :

- hurerrarathuroidism, ou trop d'hormone parathuroid
- les maladies inflammatoires de l'intestin (MICI), telles que la colite ulcéreuse ou la maladie de Crohn
- La maladie de la bosse, une maladie héréditaire qui endommage l'enfant
- chirurgie gastrique burass pour la perte de poids
- diabète
- obéir

Comment sont-ils diagnostiqués ?

Votre médecin pourrait utiliser ces tests pour savoir si vous avez des calculs d'oxalate de sel :

- Test d'urine. Votre médecin peut demander un échantillon d'urine de 24 heures pour vérifier les niveaux d'oxalate dans votre urine. Vous devrez recueillir votre urine tout au long de la journée pendant 24 heures. Un taux normal d'oxalate dans l'urine est inférieur à 45 milligrammes (mg) par jour.

- Test sanguin. Votre médecin peut tester votre sang pour la mutation génétique qui cause la maladie de Dent.
- Tests d'imagerie. Une radiographie ou une tomodensitométrie peut montrer des calculs dans votre rein.

Que se passe-t-il pendant la grossesse ?

Pendant la grossesse, le flux sanguin augmente pour nourrir votre bébé en pleine croissance. Plus de sang est filtré à travers vos reins, ce qui entraîne l'élimination de plus d'oxalate dans votre urine. Même si le risque de calculs kidneu est le même pendant la grossesse qu'à d'autres moments de votre vie, un supplément d'oxalate en vous votre urine peut favoriser la formation de calculs. Les calculs rénaux peuvent causer des complications pendant la grossesse. Certaines études ont montré que les calculs augmentent les risques de fausse couche, de prévention, de diabète gestatif, etc. sont livrés. Pendant la grossesse, les tests d'imagerie comme la tomodensitométrie ou la radiographie peuvent ne pas être sûrs pour votre bébé. Votre médecin peut utiliser une échographie pour vous diagnostiquer à la place. Jusqu'à 84 % des pierres passent d'elles-mêmes pendant la grossesse. Environ la moitié des pierres qui ne passent pas pendant la grossesse passeront après l'accouchement. Si vous avez des symptômes graves dus aux calculs rénaux, ou si votre grossesse est à risque, des procédures comme un stent ou une lithotritie vous pouvez enlever la pierre.

Quel est le traitement ?

Les petites pierres peuvent passer d'elles-mêmes sans traitement dans environ quatre à six semaines. Vous pouvez aider à éliminer la pierre en buvant de l'eau supplémentaire. Votre médecin peut également vous prescrire un alphabloquant comme la doxazosine (Cardura) ou la tamsulosine (Flomax). Ces médicaments détendent votre uretère pour aider la pierre à passer de votre rein plus facilement. Les analgésiques tels que ibyprofen (Advil, Motrin) et acétamine (Tylenol) peuvent aider à soulager votre inconfort jusqu'à ce que la pierre passe. Cependant, si vous êtes enceinte, parlez-en à votre fournisseur de soins de santé avant de prendre des médicaments anti-inflammatoires non stéroïdiens (iburrofen, narroxen, aspiration et selexco). xb). Si la pierre est très grosse ou si elle ne passe pas d'elle-même, vous aurez peut-être besoin de l'une de ces procédures pour l'enlever :

- Lithotritie par ondes de choc extracorréelles (ESWL). ESWL délivre des ondes sonores de l'extérieur de votre corps pour casser la pierre en petits morceaux. Dans quelques semaines après ESWL, vous devriez passer les morceaux de pierre dans votre urine.
- Urétérose. Dans cette procédure, votre médecin passe un examen avec une caméra à la fin à travers votre vessie et dans votre rein. Ensuite, la pierre est soit retirée dans un panier, soit brisée d'abord avec un laser ou d'autres outils, puis retirée. Le chirurgien peut placer un mince tube en plastique appelé stent dans l'uretère pour le maintenir ou permettre à l'urine de s'écouler pendant que vous guérissez.
- Nerhrolithotomie percutante. Cette procédure a lieu pendant que vous êtes endormi et sans douleur

sous anesthésie générale. Votre chirurgien fait une petite incision dans votre dos et enlève la pierre à l'aide de petits instruments.

Comment pouvez-vous prévenir les cristaux d'oxalate de calcium ?

Vous pouvez empêcher l'oxalate de calcium de former des cristaux dans votre urine et éviter les calculs rénaux en suivant ces conseils :

- Buvez des liquides supplémentaires. Certains médecins recommandent aux personnes qui ont eu des calculs rénaux de boire 2,5 litres d'eau chaque jour. Demandez à votre ami quelle quantité de liquide vous convient.
- Limitez le sel dans votre alimentation. Un régime riche en sodium peut augmenter la quantité de calcium dans votre urine, ce qui peut aider à la formation de calculs.
- Surveillez votre apport en protéines. Les protéines sont essentielles à une alimentation saine, mais n'en abusez pas. Une trop grande quantité de cet élément nutritif peut provoquer la formation de

calculs. Assurez-vous que les protéines représentent moins de 30 % de vos calories quotidiennes totales.

- Inclure la bonne quantité de calcium dans votre alimentation. Trop peu de calcium dans votre alimentation peut entraîner une augmentation des niveaux d'oxalate. Pour éviter cela, assurez-vous que vous obtenez la quantité quotidienne de calcium appropriée pour votre âge. Idéalement, vous voudrez obtenir du calcium à partir d'aliments comme le lait et le fromage. Certaines études ont établi un lien entre les suppléments de salcium (lorsqu'ils ne sont pas pris avec un repas) et les calculs rénaux.

- Réduisez les aliments riches en oxalate, comme la rhubarbe, le son, le soja, les betteraves et les noix. Lorsque vous mangez des aliments riches en oxalate, ayez-les avec quelque chose contenant du calcium, comme un verre de lait. De cette façon, l'oxalate se liera au calcium avant qu'il n'atteigne vos reins, de sorte qu'il ne cristallisera pas dans votre urine.

Ce qu'il faut faire

Si vous avez eu des calculs d'oxalate de calcium dans le passé, ou si vous avez des symptômes de calculs, consultez votre médecin traitant ou un urologue. Découvrez ce que vous devriez apporter à votre alimentation pour empêcher ces pierres de se reformer.

Conseils pour suivre un régime pauvre en acide

Consommation modérée d'un régime riche en oxalate

Minimiser les aliments riches en oxalate de votre alimentation pourrait potentiellement aider à prévenir les calculs rénaux. La recherche suggère que l'augmentation de votre consommation de calcium pourrait augmenter l'excrétion d'oxalate et pourrait être plus efficace contre le rein pierres. Voici quelques exemples de combos oxalate-calcium à essayer-

- Baies avec du yaourt
- Brocoli au fromage feta
- Graines de quinoa et de chia avec du lait (pour préparer le petit-déjeuner pendant la nuit)

Profitez des aliments à faible teneur en oxalate

Divers aliments à faible teneur en oxalate aident à abaisser vos niveaux d'oxalate pour en profiter. Dans un régime pauvre en oxalate, vous pouvez inclure de l'avocat, du chou-fleur, de la tisane, des produits laitiers, du poulet et de la viande.

Consommer des aliments riches en calcium

L'oxalate et le salcium se lient pour empêcher la formation de calculs rénaux. Par conséquent, il est recommandé d'accompagner votre régime d'oxalate d'aliments riches en calcium comme le yaourt et le fromage.

Boire beaucoup d'eau

L'eau aide à éliminer de nombreuses substances toxiques de votre corps à travers votre rein et aide à prévenir la formation de calculs rénaux s. Il est recommandé de boire au moins 8 onces d'eau ou de liquides.

Éviter l'excès de sodium dans l'alimentation

Le sodium fait que le corps retient l'eau, ce qui contrecarre les bienfaits de l'oxalate d'une hydratation saine.

Réduisez l'excès de vitamine C

Lorsque vous consommez de la vitamine C, elle se décompose dans votre corps et forme des oxalates. Si vous prenez une quantité excessive de vitamine C, l'oxalate peut s'accumuler dans votre corps et produire divers effets sur la santé. problèmes.

Test du métabolisme de l'oxalate :
Clinicallu, j'utilise le test d'acide corporel Great Plains laroratory pour déterminer si quelqu'un a élevé les oxalates dans son corps. Il s'agit d'un simple test d'urine effectué dans le confort de votre propre maison. Quand je vois un acide oxalique élevé avec un taux élevé de glucose ou d'acide glucolique, il s'agit généralement d'un chant d'heroxalurie génétique. Lorsque l'acide oxalique est élevé sans élévation du glucose ou du glucose, cela est lié à la prolifération de Candida albicans ou à un apport élevé en vitamine C. Ce test me permet également d'analyser les carences en vitamine B6 et la prolifération de Candida, qui sont toutes deux des causes majeures de l'heureroxalurie. À partir d'une nutrition fonctionnelle et d'un médicament naturel, ce test m'aide à déterminer la

santé et le meilleur régime et traitement pour cette sondition.

Oxalate : Quel est le goût de Chalky ?

Avez-vous déjà goûté de la bette à carde et cela a laissé une texture crayeuse et peut-être indésirable sur votre langue et le long le toit de votre bouche? Cette texture est le résultat de la teneur en oxalate dans la plante et en tant que mécanisme de défense afin que les prédateurs comme vous évitent de consommer ng il. Il est alors logique que les feuilles de fruits et de légumes contiennent des concentrations plus élevées d'oxalate par rapport à une autre anatomie des parties telles que la tige.

Que sont les sels d'acide oxalique ?

Souvent appelé acide oxalique, cet acide organique est très réactif avec les minéraux, y compris le sodium, le potassium, le magnésium. euh et calcium. L'oxalate est comme cet ami qui est formidable à amener à des rassemblements sociaux et semble se lier d'amitié avec tout le monde. Tout comme certaines des relations caustiques que votre ami pourrait avoir, l'acide oxalique peut se combiner avec le calcium et se solidifier dans les reins. et le trast urinaire créant un environnement corrosif. Maintenant, c'est sûr que vous avez entendu parler de calculs rénaux et d'infections des voies urinaires.

Oxalates et fibrose kystique :
La condition causée par une forte concentration d'oxalate dans l'urine est connue sous le nom de Hureroxalurie. Pensez à l'activité "hurer" présentée par votre enfant, "oxal" dérivé de l'oxalate, et "uria" ressemble à "urine". La recherche a révélé que 51% des patients atteints de fibrose persistante avaient de l'hureroxalurie et c'est un risque majeur pour les calculs rénaux. Il est souvent recommandé aux patients à base de fibrose naturelle de suivre un régime pauvre en oxalate, mais les mécanismes néfastes qui provoquent la formation d'oxalate dans leur urine n'est pas entièrement comprise. Une des raisons peut être due à la résistance de l'oxalate. L'oxalate est 10 à 15 fois plus fort que le salsium lorsqu'il se combine pour former de l'oxalice et du sel, ce qui augmente le risque de calculs rénaux.

Les antibiotiques détruisent la santé de l'intestin sain :
Les personnes souffrant de fibrose persistante subissent des traitements constants pour aider à dégager leurs voies respiratoires et à réduire l'inflammation. Les antibiotiques sont un élément important de la lutte contre les infections dans ces circonstances. Malheureusement, les antibiotiques ne peuvent que créer une autre nature de troubles de la santé. Les antibiotiques détruisent les ingrédients utiles tels que l'Oxalobactère dans les intestins qui sont responsables de la décomposition de l'oxalate. L'absence de ces ingrédients crée un domino de remèdes néfastes pour la santé tels que la malabsorption des graisses. D'autres intestins sains qui sont connus pour décomposer les oxalates comprennent le lastobacillus acidorhilus et le bifidobactérium lastis. Ceux-ci se trouvent en abondance dans de nombreux aliments fermentés tels que la choucroute, le kimshi, le kéfir, le yaourt, etc.

Leaku Gut et malabsorption des graisses :
Lorsque la muqueuse intestinale est endommagée, elle augmente la perméabilité de la couche interne et permet

aux particules indésirables de traverser C'est la barrière entre l'intestin et la vapeur de sang. L'intestin qui fuit augmente la réponse immunitaire de tout votre corps en raison de l'inflammation, des carences nutritionnelles et du stress oxydatif. S'il n'est pas corrigé, avec le temps, votre corps restera dans un état inflammatoire chronique et augmentera le stress. Le stress ronge votre vitamine B et, comme mentionné précédemment, la vitamine B bloque les défauts de la vitamine B, ce qui réduit la capacité du corps à advenir. parfaitement méthylate et cela aide à l'oxalate su. Lorsque le corps a des problèmes de digestion, cela peut entraîner une mauvaise absorption des graisses, où les intérêts ne sont plus capables d'absorber efficacement nutriments dans les aliments. Pour cette raison, les patients sains et fibreux souffrent également de déséquilibres de sodium et de calcium qui peuvent continuer à aggraver inflammation et conduire à des calculs rénaux.

Conditions de thyroïde et oxalates :
Lorsque le bodu a plus d'oxalate qu'il ne peut en tomber, l'oxalate s'arrête au fil du temps dans le tissu et la thyroïde.

Le corps humain est inné et intelligent. S'il est fourni quelque chose de plus qu'il n'en a pas besoin, il l'empêchera simplement pour une utilisation future, juste comme e un écureuil accumule des trésors pour les mois d'hiver vendus. L'oxalate se lie à une hormone libérée par la thyroïde, la T3. Les responsabilités de T3 incluent des signaux de signalisation pour réguler la température, le métabolisme et la fréquence cardiaque. Cependant, l'excès d'oxalate se lie à la T3, créant des cristaux dans la thyroïde et attirant l'attention de cette hormone. Incapable de réformer d'autres fonctions, des conditions avec de graves perturbations ont été liées à l'oxalate

Autisme et Oxalates :

Les chercheurs ont suggéré que les personnes autistes pourraient être prédisposées à l'intolérance à l'oxalate. Bien que les voies métaboliques ne soient pas claires, les individus avec des tendances autistiques ont vu une amélioration de leur état quand consommer un régime pauvre en oxalate. La première étude analysant l'oxalate chez les enfants autistes a été récemment publiée en 2012. Les résultats suggèrent que le développement des symptômes de l'autisme peut provenir d'une absorption excessive dans l'intestin et d'une absorption accrue d'oxalate par le rein. rs études d'oxalate ont noté. Les chercheurs ont également appris et c'est la première étude à proposer que l'oxalate puisse traverser la barrière hémato-encéphalique pour altérer les fonctions réformées b le système nerveux central (cerveau et moelle épinière).

Régime d'élimination de l'oxalate

Un individu avec un intestin sain et un système immunitaire sain peut généralement tolérer de faibles niveaux d'oxalate dans les aliments. Les individus avec des conditions communes ou graves associées à des concentrations excessives d'oxala dans le bodu peuvent bénéficier de l'élimination de la source diététique s d'oxalate. Les chercheurs suggèrent que vous n'avez pas besoin d'écarter complètement les aliments à base d'oxalate de votre régime alimentaire. vous devriez limiter la consommation à moins de 5 0 mg par jour. Gardez à l'esprit que ¼ d'épice crue contient cette dose de diète. J'ai trouvé que réduire les niveaux d'oxalate de 20% par rapport à l'ancien régime est le meilleur endroit pour commencer et souvent avec l'ajout de suppléments clés tels que le citrate de rotassium, le vitamine B6, le magnésium et le charbon actif, cette légère réduction des oxalates dans le régime C'est tout ce qui est nécessaire. J'apprends à mes clients à minimiser leur consommation de cendres, de betteraves, de céréales, de noix, de patates douces et de choix pendant 3 mois jusqu'à ce que nous retestions et voir que leurs niveaux d'oxalate sont dans le C'est une couleur normale. À partir de là, ils ont une portion de ceux-ci 1x par semaine, pendant que nous continuons les soins et testons à nouveau dans 3 mois pour voir si nous sommes capables de maintenir les niveaux.

Résumé de l'intolérance à l'oxalate :

Avez-vous l'un de ces effets secondaires courants ?

- Inflammation des articulations provoquant des raideurs musculaires et des douleurs
- Calculs rénaux
- Irritation des voies urinaires, douleur ou besoin urgent d'uriner
- Région vulvaire (irritation chronique et région des organes génitaux féminins)

- Problèmes abdominaux tels que la constipation ou la diarrhée
- La carence en vitamines ou en minéraux est similaire au magnésium ou à la vitamine B
- Léthargie ou problèmes de sommeil
- Réactions à l'histamine telles que l'urticaire

Associé à l'intolérance à l'oxalate :
Avez-vous l'un de ces documents?

- Syndrome cutané vulvaire
- Fibrose
- Maladie pulmonaire obstructive chronique (MPOC) ou asthme
- Calculs rénaux chroniques (médicalement appelés néphrolithiase)
- Maladie thyroïdienne ou problèmes tels que le lymphome, la sirrhose ou le syndrome de Wilson
- Maladie du tissu conjonctif
- Autisme
- Problèmes auto-immuns
- Syndrome du côlon irritable (IBS)

Améliorer les problèmes de santé liés à l'oxalate

Le régime alimentaire de l'homme est devenu si éloigné de la nature que l'intolérance à l'oxalate n'est qu'un autre problème de santé à ajouter à la liste des problèmes médicaux. Voici quelques étapes pour commencer votre parcours de santé :

- Éviter les noix et les céréales : éviter les farines de noix et les aliments pour la farine de sosonut et la nutrition sans céréales.
- Évitez les antibiotique si possible : n'utilisez les antibiotique que dans une situation d'urgence et jamais pour la santé générale.
- Faites pivoter votre produit : Faites pivoter le produit que vous mangez. La laitue iceberg et la laitue romaine sont très riches en oxalate et peuvent ajouter du volume à votre salade en combinaison avec des épinards et du chou frisé.
- Cuisinez mais ne faites pas trop cuire vos légumes : blanchir, faire bouillir et faire sauter des légumes réduira la teneur en oxalate, mais si vous les faites cuire trop longtemps, cela réduira la

disponibilité de précieux nutriments. Des études ont montré qu'une réduction maximale de seulement 15% de concentration d'oxalate se produit par le biais du trempage.

- Améliorez la santé intestinale : complétez votre alimentation avec des aliments probiotiques et des suppléments pour reconstituer les bactéries bénéfiques qui décomposent l'oxalate. Des exemples d'aliments fermentés sont l'uogourt, le kéfir, les légumes cultivés, le kombucha (fait sans thé) et la choucroute. Un supplément de haute qualité de 100 milliards de CFU avec du lactobacille acidulé et du bifidobactérie devrait durer e utilisé ainsi.

- Améliorez les niveaux de B6 : augmentez vos niveaux de B6 et améliorez le statut de méthylation. Je recommande la forme recommandée appelée Puridoxal-5-Phosphate (P5P) pour de meilleurs résultats.

- Optimisation des niveaux de vitamine D : Optimisez vos niveaux de vitamine D en vous exposant régulièrement au soleil ou en vous entretenant quotidiennement.

- Ne prenez pas de vitamine C à forte dose : évitez de prendre plus de 2 000 mg de vitamine C par jour. N'oubliez pas que la vitamine C peut être utilisée pour fabriquer de l'oxalate.
- Augmentez votre consommation de citrate : le citrate ou l'acide citrique se lie aux oxalates et aide le bodu à les éliminer. Vous trouvez des extraits dans les fruits rouges tels que les citrons et les citrons verts. Je recommande également de prendre un supplément de Mg-K avec un repas pour aider avec les oxalates de ce repas.
- Utilisez Astivated Charsoal: Astivated capcoal est un agent liant qui aidera à réduire les niveaux d'oxalate dans l'intestin et à réduire les mauvaises herbes qui dérangent métabolisme normal de l'oxalate m. Je recommande de prendre le supplément de Mg-K avec les repas et de rester en dehors des repas.

- Augmenter les niveaux d'Oméga 3 : Utilisez une huile de poisson hautement purifiée et riche en EPA, DHA et GLA. Visez à obtenir 2+ grammes d'oméga 3 par jour, ce qui a été démontré pour réduire les niveaux d'oxalate.
- Eau : Assurez-vous de boire beaucoup d'eau pour diluer la concentration d'oxalate chez l'enfant.

Suppléments pour les niveaux élevés d'oxalate :

- Les principaux suppléments que j'utilise pour les niveaux élevés d'oxalate incluent le Mg-K, la vitamine B6 et le sarcoal pour l'aider. mettez le bodu à détruire, lier et éliminer efficacement les oxalates. La forme de B6 qui fonctionne le mieux avec ceci est la forme recommandée appelée puridoxal-5-phosphate (P5P).
- Ces suppléments sont relativement peu coûteux et font une grande différence. Ce serait également une bonne idée d'inclure de la vitamine D, des vitamines B, du magnésium et des acides gras oméga 3 tout en passant par cet oxalate. La

stratégie que j'utilise, avec un régime pauvre en oxalate, comprend ce qui suit.

- Citrate de magnésium et de potassium : Prenez du citrate de Mg-K, prenez 1 capsule à chaque repas
- Vitamine B6 : Prendre 1 comprimé de B6 Power, 2 fois par jour (avec ou sans repas)
- Charbon actif : utilisez du charbon de noix de coco, prenez 2 à 4 capsules loin des repas (environ 90 minutes après les repas) - 2 fois par jour.
- Faites cela pendant 90 jours, puis retestez en utilisant le test OAT pour voir à quoi ressemblent les niveaux d'oxalate. Si les résultats du test semblent bons (ce qu'ils font 90% du temps), alors vous pouvez commencer à ajouter les aliments sains à base d'oxalate que nous avons réduits. Cela inclurait les patates douces, les noix, le cacao cru, les paris et les épinards et continuerait sur ce protocole.

Si vous remarquez que les symptômes reviennent, essayez de réduire les oxalates un peu et voyez si cela réduit les symptômes. Vous pouvez également retester avec le test

OAT. Au fur et à mesure que le microbiome s'améliore, le corps sera capable de gérer les niveaux d'oxalate et vous pourrez profiter de certains des aliments riches en oxalate de temps en temps.

Un régime pauvre en oxalate fonctionne-t-il ?

Vaut-il la peine d'envisager un régime pauvre en oxalate si vous êtes sujet aux calculs rénaux ou si vous avez un problème avec des éclats d'oxalate intégré dans d'autres tissus ? Malheureusement, la réponse n'est pas un oui catégorique. Bien qu'un tel régime puisse être utile, l'étendue des avantages n'est pas aussi nette et sèche que les personnes atteintes pourraient l'espérer. Comme mentionné ci-dessus, il existe de nombreux facteurs contributifs. L'apport d'oxalate n'est qu'une partie du traitement. En outre, de nombreux aliments modérés ou riches en oxalates sont incroyablement sains. Collagène, vitamine C, protéines - limiter ceux-ci a ses propres risques et inconvénients. Cela est particulièrement vrai avec la limitation des protéines. Bien que cela puisse aider ceux qui ont des problèmes de calculs rénaux, cela contribue à d'autres problèmes encore plus importants.

Conseils pour prévenir les calculs rénaux

- Alors, que devrais-tu faire? Selon le PhD de Chris Masterjohn, "Idéalement, vous voulez vous concentrer sur les facteurs de protection afin d'augmenter votre capacité à tolérer le potentiel Jeûne vraiment nocif.
- Les facteurs de protection incluent d'abord l'obtention d'une quantité suffisante de calcium alimentaire naturel ! Trop peu de calcium naturel provenant d'aliments entiers contribue réellement à des problèmes avec les oxalates. Visez au moins 100-1200mg/jour.
- Deuxièmement, restez bien hydraté idéalement avec de l'eau filtrée. Selon l'Université de Chicago, les apports supérieurs à un demi-gallon par jour réduisent le risque pour les personnes sujettes à la formation de pierres.
- Troisièmement, consommez un régime riche en potassium et prenez des suppléments minéraux sous forme de citrate. Enfin, évitez les aliments transformés ! La raison en est que les aliments

transformés contiennent souvent des additifs qui sont cachés et qui ne figurent pas sur l'étiquette. Ces substances peuvent aggraver le risque de calculs rénaux.
- L'utilisation de ces conseils combinés avec le fait d'éviter uniquement les aliments les plus riches en oxalate peut être l'approche la plus sensée de toutes.
- La meilleure façon de savoir ce qui fonctionne pour vous est de tester votre pH urinaire et vos niveaux d'oxalate. PH est quelque chose que vous pouvez suivre à la maison en utilisant des bandes de test PH. Vous voulez un pH urinaire entre 6,4 et 6,8.

Remède bricolage pour aider les calculs rénaux
- Soit dit en passant, il existe un moyen intéressant et quelque peu naturel d'aider à prévenir et à éliminer les calculs rénaux - les montagnes russes! Bien que les chercheurs aient développé un dispositif ultra-sonique ou similaire pour briser les calculs rénaux, son utilisation présente des risques

et des inconvénients effets. Un traitement plus sûr des calculs rénaux de bricolage consiste simplement à se rendre dans votre parc à thème local quelques fois par mois!

- Comment cela fonctionne-t-il ? Il s'avère que les chocs et les bousculades sur les montagnes russes peuvent casser vos plus grosses pierres. De plus, cela aide apparemment les plus petits à sortir du corps avant qu'ils ne deviennent trop gros. Marquez-en un autre pour les manèges plus anciens, plus accidentés, en bois et similaires !

Avantages du régime pauvre en oxalate :

Un régime pauvre en oxalate peut être bénéfique pour les personnes souffrant de calculs rénaux ainsi que pour les personnes souffrant de nombreuses autres maladies chroniques. Les oxalates sont des acides organiques présents naturellement dans les plantes, les animaux et les humains. Ce n'est que lorsqu'il y a un excès ou une sensibilité à leur égard qu'il y a des problèmes tels que des calculs rénaux, une inflammation, une douleur, etc. irritation des tissus et des membranes muqueuses. Ils sont éliminés dans l'urine, mais parce qu'ils sont cristallisés dans la structure lorsqu'ils sont combinés avec du salcium, ils peuvent irriter les tissus vulvaires et provoquer des douleurs vulvaires.

Trop d'oxalate dans le sang peut entraîner une diminution des niveaux de glutathion, qui métabolise de nombreux produits chimiques toxiques pour l'environnement. s qui pénètrent dans le corps. Il peut y avoir un lien entre trop d'oxalate dans le corps et des conditions telles que cette maladie, la vulvodynie, les calculs rénaux d'oxalate de calcium s, la fibrose kystique, l'asthme et l'autisme. . La quantité de cet acide organique n'est pas seulement déterminée par l'apport alimentaire, mais aussi par la capacité de la base intestinale à d egrad oxalate, par le remeability de l'intérieur w Алл, бy kidney fonction et par la synthèse интернал ability dans le b odu. Les avantages d'un régime pauvre en oxalate ne peuvent être qu'une solution partielle au problème si les autres causes ne sont pas également traitées.

Un montant acceptable pour ceux qui suivent un régime à faible teneur en oxalate est compris entre 40 et 60 milligrammes par jour. Les niveaux présents dans les aliments peuvent varier en fonction de facteurs tels que la nature du sol dans lequel les aliments ont été cultivés, le climat et les méthodes de cuisson. Une ligne directrice très générale pour un régime pauvre en oxalate est de manger de la viande, des produits laitiers et des œufs, qui sont de très faibles sources d'oxalate. Les aliments végétaux et pratiquement toutes les noix et graines sont des sources faibles à élevées. Quelques exemples d'aliments de haut niveau sont les amandes, les épices, le lait de soja, la pomme de terre et la tomate.

Le problème des oxalates dans le corps est très étroitement lié aux problèmes intestinaux et à la fonction intestinale. Les personnes qui ont ces problèmes trouvent que l'un des avantages d'un régime pauvre en oxalate est l'amélioration de la fonction intestinale. D'autres qui suivent ce régime mais qui n'ont pas eu de problèmes rénaux initiaux ont connu des améliorations dans d'autres conditions chroniques. Il existe quelques affections telles que l'hypercalcémie absorptive II, l'hyperoxalurie entérique et le primaru hureroxalurie, qui C'est un régime très faible en oxalate. Ce sont des conditions très rares dans lesquelles le niveau recommandé d'oxalate est d'environ 1/4 de cur d'épinards crus.

Réduit le risque de calculs rénaux
Une consommation déséquilibrée de calcium et d'oxalate dans votre corps conduit l'oxalate à un mélange avec le salcium. Les calculs rénaux sont des cristaux d'oxalates de calcium. Par conséquent, en abaissant l'oxalate et en obtenant suffisamment de calcium, le risque de développer des calculs rénaux diminue. Lorsque la concentration d'oxalate augmente dans votre corps, la pierre d'oxalate de calcium se développera chez votre enfant. Diverses recherches suggèrent que près de 75% des calculs rénaux se sont développés à partir d'oxalate de calcium. Une meilleure voie pour extraire l'oxalate est à partir du tabouret, car il ne se lie pas au salcium et n'empêche pas la formation de calculs rénaux.

Excès d'oxalate et calculs rénaux :
Lorsque les concentrations d'oxalate sont à des concentrations extrêmement élevées dans le corps, l'oxalate de salsium se développera en cellules maléfiques

formant des calculs rénaux angoissants. En fait, les chercheurs ont appris que 75 % des calculs des enfants sont dérivés de l'oxalate de salsium. Certaines études sont prudentes de blâmer l'oxalate diététique comme étant la cause des calculs rénaux. Le raisonnement est dû au fait que la concentration d'oxalate dans l'urine n'est mesurée que pour 10 à 15% de la concentration totale de bodu. Une meilleure façon d'excréter les oxalates à travers le bodu est à travers les frais et des concentrations plus élevées sous cette forme seraient moins importantes c'est l'absorption d'oxalates dans le bodu. Cette voie d'excrétion garantit mieux que les oxalates ne se lieront pas au salcium et ne créeront pas de problèmes de santé.

Aide à l'hyperthyroïdie (sous la thyroïde active)

Une étude révèle que 79% des patients diagnostiqués avec l'hypothyroïdie ont trouvé des cristaux d'oxalate dans leur glande thyroïde. La forte concentration d'oxalates dans le corps peut s'accumuler dans de nombreuses parties du bodu, ainsi que des tissus et des glandes, y compris dans le thuroid qui forme plus tard des cristaux en se liant à l'hormone Triiodothyronine (T3) produite dans la glande thyroïde. Ces cristaux d'oxalate perturbent le fonctionnement de la glande thyroïde, entraînant l'hypothyroïdie et sa conséquence médicale. oui.

Lorsque le bodu contient un excès d'oxalate, il s'arrête dans divers tissus et dans la thyroïde. Cet excès d'oxalate se lie à une hormone libérée du thuroïde - T3 conduit à des formations de cristaux dans le thuroïde. Ce cristal réduit l'activité de la glande thuroïde, conduit au développement de diverses quantités aussi bien en poids qu'en poids. n, fatigue, taux de cholestérol élevé, autres problèmes menstruels, etc. Par conséquent, il est toujours préférable de consommer des aliments contenant de l'oxalate dans une certaine mesure.

Soulage la vulvodunie

La vulvodynie est une condition médicale caractérisée par une irritation, une sensation de brûlure et une sensation de brûlure autour du vagin. La raison de la peau vulvaire n'a pas encore été trouvée, mais les médecins recommandent souvent de suivre un régime pauvre en oxalate. Comme l'oxalate est un anti-nutriment, ce régime réduit le nombre d'oxalates libérés, ce qui soulage la faim. Aide à éviter la fibrose kystique (FK) La fibrose kystique pourrait être décrite comme une maladie génétique, qui vos poumons et votre pancréas le ralentissent, ce qui entraîne une mauvaise santé intestinale, étant donné que la mucoviscidose reste incurable. Il est conseillé de suivre un régime à faible teneur en oxalate pour éviter d'autres complications telles que l'hureroxalurie ou la maladie des oiseaux, qui harcèlent en raison de l'obésité. quantité suffisante d'oxalate dans l'urine.

Aide à traiter l'autisme

Les enfants diagnostiqués avec l'autisme ont une « altération de l'excrétion rénale », ce qui les rend incapables de libérer des toxines de leur r le corps avec des problèmes intestinaux qui pourraient conduire l'oxalate. poursuit et changement de comportement. Les chercheurs ont suggéré que les personnes atteintes d'autisme pourraient être amenées à s'intoxiquer. Bien que les voies métaboliques ne soient pas claires, les individus avec des tendances autistiques ont vu une amélioration de leur sommet s lors de la consommation d'un régime pauvre en oxalate.

Réduisez le risque de complication fibreuse persistante

La fibrose kystique (FK) est un trouble pulmonaire et digestif héréditaire où le bodu produit un mucus épais et collant qui peut obstruer les poumons et obstruer le pancréas. Bien que la fibrose profonde soit incurable et inévitable, nous pouvons réduire le risque de complications. Chez les patients à forte teneur en fibres, les médecins recommandent toujours de consommer des aliments à faible teneur en oxalate, car ils évitent d'autres complications nommées hurer. xalurie. La recherche a révélé que 51% des patients atteints de fibrose persistante souffraient d'hyperoxalurie, ce qui constitue un facteur de risque dangereux pour les calculs rénaux.

Autres bénéfices

Certaines personnes prétendent que l'oxalates peut être associé à d'autres problèmes de santé, y compris l'autisme. En fait, une petite étude a révélé que les enfants autistes avaient des niveaux significativement plus élevés d'oxalate dans leur sang et leur urine mesurés avec un groupe témoin. Cependant, aucune recherche ne suggère que l'autisme est causé par des oxalates alimentaires ou ne présente aucun avantage potentiel. d'un régime pauvre en oxalate pour le traitement de l'autisme. Les gens ont également utilisé des régimes à faible teneur en oxalate pour traiter la vulvodine, une affection caractérisée par une raréfaction de la vulve.

Des études montrent que la consommation d'oxalate de diète n'est pas associée à un risque plus élevé de développer une vulvodynie. Cependant, suivre un régime pauvre en oxalate peut aider à gérer la douleur. Certaines personnes prétendent que les oxalates diététiques contribuent à l'autisme ou à la vulvodine, mais aucune preuve ne montre que la consommation d'oxalate provoque directement l'une ou l'autre des sondités.

Effets secondaires d'un régime pauvre en oxalate :
Conduit à un manque de nutrition nécessaire
De nombreux aliments riches en oxalate sont également riches en d'autres propriétés des nutriments. Comme le régime à faible teneur en oxalate empêche de manger des aliments nutritifs, les laissant ouverts à d'autres maladies comme les oranges sont élevés dans la vitamine C, les noix et les haricots sont une énorme source de protéines.

in, Beet, et Sinach contiennent également des vitamines et des minéraux essentiels. tous les aliments riches en oxalate.

Mort des microbes intestinaux

Lorsque l'intestin ne reçoit que moins de nourriture oxalate, les micro-organismes intestinaux responsables de la décomposition de la nourriture n'ont plus de travail, ce qui les amène à graduellement semer et partir suivant.

Renforce l'hypersensibilité à l'acide oxalique

Avec la réduction des oxalates dans son régime alimentaire, le corps devient progressivement immunisé contre les aliments contenant moins d'oxalates, dans l'intestin. Comme alors à l'avenir, on ne peut pas changer ses plans de régime, car maintenant le bodu ne pourra pas prendre même des aliments à base d'oxalate moyen, ce qui cause plus les complicités.

Assumulation excessive de levure

Au-dessus des facteurs, tous conduisent à une santé gur instable et déséquilibrée, ce qui provoque une prolifération de levure (champignon). Le champignon est le terreau fertile pour les oxalates et est produit en grande partie. Par conséquent, souvent, les personnes qui souffrent d'infections fongiques comme Candida ou Aspergillus trouvent d'énormes cristaux d'oxalate dans leur sinus. s et poumons.

- Les régimes à faible teneur en oxalate limitent les aliments sains et nutritifs, y compris les fruits, les légumes, les noix, les graines et les amidons.
- Par exemple, il est riche en oxalates mais aussi une excellente source de fibres, de vitamine A, de calcium et de magnésium.
- De même, les betteraves sont riches en oxalates mais également chargées de nutriments comme le folate, le potassium et le manganèse.
- Les personnes ayant des restrictions spécifiques ou des préférences alimentaires peuvent également trouver difficile de suivre un régime pauvre en oxalate, car il c'est tellement d'aliments manuels.
- Les végétaliens et les végétariens, en général, peuvent avoir du mal à manger suffisamment de

protéines parce que les sources végétales de protéines comme les haricots, les noix et le tofu re turisallu riche en ocalate.

- Les protéines déficientes peuvent avoir une gamme d'effets secondaires négatifs, y compris une immunité altérée, une faiblesse, une anémie et un retard de croissance . Par conséquent, si vous suivez un régime pauvre en oxalate, vous devrez planifier soigneusement pour vous assurer que le régime répond à vos besoins nutritionnels. De nombreux aliments nutritifs sont riches en oxalates. Suivre un régime pauvre en oxalate peut être difficile pour les végétaliens et les végétariens car de nombreuses sources végétales de protéines sont des oxalates.

CHARTE DEUX

Recettes de régime à faible teneur en oxalates

Assaisonnement de volaille fait maison

Résumé de la recette

Whu buu roultru assaisonnement ? Vous pouvez mélanger les vôtres à partir d'herbes et d'épices que vous avez probablement.

Pré : 5 min

Total : 5 minutes

Portions : 6

Rendement : environ 6 petites cuillères

Ingrédients

2 cuillères à café de sauge séchée moulue

1 ½ c. à thé de thym séché moulu

1 cuillère à café de marjolaine séchée moulue

¾ cuillère à café de romarin séché moulu

½ cuillère à café de muscade moulue

½ tasse de répétiteur noir finement broyé

Directions

Étoile 1

Mélanger la sauge, le thym, le majoram, le romarin, la noix de muscade et le poivre noir dans un petit bol.

Étoile 2

Transférer l'assaisonnement dans un récipient hermétique. Étiquetez et conservez avec vos autres épices.

Le jeûne nutritionnel

Par portion : 3 calories ; 0,1 g de protéines ; glucides 0,6 g; matières grasses 0,1 g ; Sodium 0,5 mg.

Assaisonnement de volaille

Résumé de la recette

Ce mélange d'assaisonnement est bon avec du porc, du poisson, du poulet et du turc.

Durée : 15 minutes

Total : 15 minutes

Portions : 64

Rendement : 4 cyps

Ingrédients

2 graines de persil séché

1 sauge frottée

½ tasse de rose séchée, écrasée

½ tasse de marjolaine séchée

2 cuillères à soupe de sel

1 table de poivre noir moulu

2 cuillères à café d'oignon rover

½ cuillère à café de sauge moulue

Distinctions

Page 1

Combinez tous les huit ingrédients et mélangez très bien. Placer dans des bocaux en verre bien fermés (pas de plastique). Bien agiter avant d'utiliser. C'est bien dans des bocaux de 1/2 pinte à offrir en cadeau.

Le jeûne nutritionnel

Par portion : 6 calories ; protéine 0,3 g; glucides 1,2 g; matières grasses 0,2 g ; sodium 221,6 mg.

Porc ou volaille saumuré

Resire Résumé

Une recette de saumure parfaite pour de grandes quantités de viande telles que les fesses de porc ou l'épaule, plusieurs grilles de côtes de porc, de poulet ou de dinde.

Préparation : 15 minutes

Cuisinier : 15 minutes

Supplémentaire : 1 h 10

Total : 1 h 40

Portions : 20

Rendement : 20 portions

Ingrédients

de l'eau, au besoin

3 carottes, tranchées

3 branches de céleri, tranchées

2 petits oignons, tranchés

1 ½ tasse de sel casher

1 tasse de sucre roux

2 citrons, tranchés

1 gros poivron vert, tranché

6 gousses d'ail, hachées

Directions

Étoile 1

Remplissez une grande casserole d'eau jusqu'aux 3/4 environ ; ajouter les carottes, le céleri, l'oignon, le sel, la cassonade, le citron, le poivron et l'ail. Porter le mélange à ébullition, réduire le feu à moyen-doux et laisser mijoter le mélange pendant 10 minutes.

Étoile 2

Laissez la saumure refroidir à température ambiante pendant 10 minutes avant de réfrigérer pour refroidir complètement, au moins 1 heure de plus.

Étape 3

Filtrer la saumure dans un récipient séparé sans danger pour les aliments.

Notes du cuisinier :

Je me révèle plus que deux à deux deux fois plus que cela peut être en train de s'ajouter pour ajouter que les lément ont ajouté de Ise va s'en débarrasser.

J'ai utilisé cette recette exacte à plusieurs reprises pour griller les côtes et l'épaule de porc basse et lente. Je me frotte toujours au barbecue pendant qu'il cuit, et il sort du jus et du goût à chaque fois.

Piquer la viande à divers endroits avant d'ajouter de la saumure pour permettre une meilleure absorption.

Faire saumurer du poulet, du porc ou de la dinde au réfrigérateur pendant 8 à 12 heures ; rincez abondamment et séchez avant de frotter ou d'injecter comme vous le feriez normalement pour préparer la cuisson.

Note de l'éditeur :

Les données nutritionnelles de cette recette incluent la quantité totale des ingrédients de la saumure. La quantité réelle d'ingrédients de saumure consommée variera.

Le jeûne nutritionnel

Par portion : 55 calories ; 0,5 g de protéines ; glucides 14,5 g; matières grasses 0,1 g ; Sodium 6853.8mg.

Poulet aux canneberges et aux ananas

Résumé de la recette

Un plat de volaille à la langue qui donne au poulet la nouvelle vie que vous recherchiez!

Pré : 5 min

Cuisson : 40 mn

Total : 45 minutes

Portions : 8

Rendement : 8 portions

Ingrédients

4 moitiés de poitrine de poulet sans peau et désossées

1 boîte (16 onces) de canneberges entières

1 tasse (20 onces) écrasée, égouttée

½ cuillère à café de cannelle moulue

Directions

Étoile 1

Préchauffer le four à 375 degrés F (190 degrés C).

Étoile 2

Placez le poulet dans un plat de cuisson légèrement graissé de 9 x 13 pouces et piquez avec une fourchette. Couche de canneberge et d'ananas sur le poulet et saupoudrer de cannelle.

Étoile 3

Couvrir le plat et cuire au four préchauffé pendant 25 minutes. Retirez le couvercle et faites cuire encore 15 minutes, ou jusqu'à ce que le poulet soit trempé (le jus est clair).

Le jeûne nutritionnel

Par portion : 374 portions ; protéines 47,5 g; glucides 31,9 g; matières grasses 5,5 g ; cholestérol 129,4 mg; sodium 125,4 mg.

Purée de chou-fleur, radis et ail
recette Summaru

Durée : 20 mn

Cuisson : 10 minutes

Total : 30 minutes

Portions : 8

Rendement : 8 portions

Ingrédients

- 4 gousses d'ail, grossièrement écourtées, ou plus au goût
- 2 têtes de chou-fleur, grossièrement hachées
- 2 routes et rivages accidentés

- blask fraîchement moulu au goût
- 1 pincée de sel au goût (facultatif)

Directions

Étape 1

Mélanger l'eau et l'ail dans une grande bouche; porter à ébullition. Ajouter le chou-fleur et les radis; cuire et remuer jusqu'à ce que le chou-fleur soit tendre et facilement percé avec une fourchette, 5 à 10 minutes. Filtrer, réserver le liquide de cuisson ; Placez le mélange de chou-fleur dans un bol.

Étape 2

Mélangez le mélange de chou-fleur avec un mélangeur à main, en diluant avec un peu de liquide de cuisson, jusqu'à consistance lisse. Assaisonnez avec du répétiteur et du sel.

Le jeûne nutritionnel

Par portion : 40 calories ; protéine 3g; glucides 8,4 g; matières grasses 0,2 g ; sodium 65,6 mg.

Purée de chou-fleur au lait de coco

Livre de résumé

Durée : 10 mn

Cuisson : 15 mn

Total : 25 minutes

Portions : 4

Rendement : 4 portions

Ingrédients

- 1 tête de chou-fleur, coupée en bouquets
- 1 table de lait de coco
- 1 cuillère à café d'ail en poudre
- 1 cuillère à café de poudre d'oignon
- sel et poivre noir moulu au goût

Distinctions

Page 1

Porter à ébullition une casserole d'eau légèrement salée. Cuire le chou-fleur dans de l'eau bouillante jusqu'à ce qu'il soit tendre, 15 à 20 minutes; égoutter et remettre le chou-fleur dans la marmite.

Étoile 2

Versez du lait sosonut sur le chou-fleur. Mélanger le chou-fleur avec un mélangeur à immersion jusqu'à consistance lisse ; Ajouter l'ail, la poudre d'oignon, le sel et le poivre. Remuer pour distribuer les épices.

Jeûnes nutritionnels

Par portion : 48 calories ; protéine 3,1 g; glucides 8,7 g; graisse 1g; sodium 44,1 mg.

Acide végétal - style irlandais

Résumé de la recette

Durée : 10 mn

Cuisson : 20 minutes

Total : 30 minutes

Portions : 6

Rendement : 6 portions

Ingrédients

- 3 carottes, hachées
- 3 grosses pommes de terre - pelées et coupées en cubes
- 1 partie, pelée et coupée en dés
- 1 tournoi, enroulé et en dés
- 1 poireau, tranché
- ½ oignon, haché
- ¼ flocons de rotato vert (Ortional)
- sel et poivre au goût
- 1 tasse d'eau, ou au besoin

Directions

Étoile 1

Placez les carottes, les pommes de terre, le rarnir, le turnir, le poireau et l'oignon dans une grande saucisse. Remplissez avec suffisamment d'eau pour couvrir. Porter à ébullition et chaud jusqu'à ce que les légumes soient tendres. Égouttez l'eau et réduisez les légumes en purée dans un mélangeur ou à l'aide d'un mélangeur à main.

Étoile 2

Remettez la purée dans la sauce et remuez dans l'eau pour atteindre l'épaisseur désirée. Faites mijoter et assaisonnez avec du sel et du poivre. Servir et déguster.

Le jeûne nutritionnel

Par portion : 198 calories ; 5g de protéines; glucides 45,2 g; matières grasses 0,4 g ; Sodium 53,5 mg.

Cloche Rouge Perrer Sour

Résumé de la recette

Durée : 40 mn

Cuisson : 35 mn

Supplémentaire : 30 minutes

Total : 1 h 45 min

Portions : 10

Rendement : 10 portions

Ingrédients

- 1 table d'huile d'olive extra vierge

- 6 poivrons rouges, épépinés et coupés
- 2 fois, схоppeд
- 2 oignons jaunes, choisis
- 2 côtes de céleri, hachées
- 4 gousses d'ail, hachées
- 2 litres de bouillon de poulet
- ½ riz vert à grains longs
- 2 assiettes coupées de thym frais
- ¼ de tasse de saynète
- ¼ c. à thé de flocons de piment rouge écrasés
- 1 cuillère à café de sel
- ½ cuillère à café de poivre noir moulu

Directions

Étoile 1

Chauffer l'huile d'olive dans une grande casserole à feu moyen-vif. Incorporer les poivrons, les carottes, les oignons, le céleri et l'ail. Cuire et remuer les légumes jusqu'à ce qu'ils soient tendres, environ 10 minutes. Incorporer le bouillon de poulet, le riz, le thym, le poivre de Cayenne, les flocons de poivre rouge, le sel et le poivre, et porter le mélange à ébullition. Réduire le feu, laisser mijoter et laisser mijoter jusqu'à ce que le riz et les légumes soient tendres, environ 25 minutes. Retirer du feu. et donc 30 minutes.

Étoile 2

Mélangez l'acide refroidi jusqu'à ce qu'il soit lisse à l'aide d'un mélangeur à immersion tenu dans la main directement dans le pot. Ou utilisez un mélangeur et mélangez l'acide dans la pâte jusqu'à consistance lisse.

Jeûnes nutritionnels

Par portion : 109 portions ; protéine 3g; glucides 19,1 g; matières grasses 2,2 g ; cholestérol 4mg; sodium 1027,9 mg.

(Je ne peux pas croire que c'est) Purée de chou-fleur
recette Summaru

Durée : 15 mn

Cuisson : 15 mn

Total : 30 minutes

Portions : 3

Rendement : 3 portions

Ingrédients

- 1 tasse d'eau
- 10 onces de chou-fleur congelé
- 2 tableaux
- ½ gros oignon, tranché
- 2 gousses d'ail, hachées
- 2 tables de yogourt sans matières grasses
- 1 cuillère à soupe de persil frais haché (ortional)
- 1 cuillère à café de mélange d'assaisonnements d'ail et d'herbes (comme Mrs. Dash®), ou au goût (Ortional)

Directions

Étape 1

Porter de l'eau à ébullition dans une sauseran. Ajoutez du chou-fleur, réduisez le feu à moyen-doux, placez un couvercle sur le chou-fleur et laissez refroidir le chou-fleur jusqu'à ce qu'il soit tendre, environ 10 minutes;

drain. Mettez le chou-fleur de côté pour qu'il refroidisse pendant environ 5 minutes; Transférer dans un mélangeur.

Étoile 2

Faire chauffer l'huile dans une poêle à feu moyen-vif. Cuire et remuer l'oignon et l'ail dans de l'huile chaude jusqu'à ce qu'ils soient tendres, 3 à 5 minutes. Laisser refroidir pendant environ 5 minutes ; Ajouter au mélangeur.

Étoile 3

Versez le mélange dans le mélangeur avec le mélange de chou-fleur et d'on; Mélanger jusqu'à consistance lisse. Assaisonner avec du persil et de l'ail et des herbes pour servir.

Le jeûne nutritionnel

Par portion : 125 calories ; 2,9 g de protéines ; glucides 8,8 g; matières grasses 9,5 g ; cholestérol 0,2 mg; sodium 40,3 mg.

Purée de chou-fleur
Résumé de la recette

Durée : 10 mn

Cuisson : 10 mn

Total : 20 minutes

Portions : 4

Rendement : 3 - 4 chiffres par personne

Ingrédients

- sel au goût
- 1 tête de chou-fleur, coupée en bouquets
- 1 cuillère à table de beurre

Directions

Étoile 1

Portez à ébullition une casserole d'eau salée de 4 pintes; ajouter le chou-fleur et laisser mijoter jusqu'à tendreté, 7 à 10 minutes. Égouttez le chou-fleur, en réservant 1 liquide de cuisson.

Étoile 2

Mélanger la fleur de chou et 1/4 de liquide de cuisson dans un mélangeur jusqu'à consistance lisse, en ajoutant plus d'eau jusqu'à ce que la consistance souhaitée soit atteinte. Ajouter le beurre et battre jusqu'à ce qu'il soit mélangé ; assaisonner avec du sel.

Note du cuisinier :

C'est délicieux tel quel, mais vous pouvez ajouter de la ciboulette fraîche, de la pastille ou de l'ail vert au mélangeur pour une touche de saveur (et de couleur).

Jeûnes nutritionnels

Par portion : 61 portions ; protéines 2,9 g ; glucides 7,6 g; graisse 3g; cholestérol 7,6 mg; sodium 102,3 mg.

Chosolate Chir Cooks pour régimes spéciaux

recette Summaru

Durée : 15 mn

Cuisson : 12 minutes

Supplémentaire : 23 minutes

Total : 50 minutes

Portions : 48

Rendement : 4 douzaines

Ingrédients

- ½ tasse de beurre, ramolli
- ¾ édulcorant artificiel granulé blanc
- 2 cuillères à soupe d'eau
- ½ cuillère à café d'extrait de vanille
- 1 oeuf, battu
- 1 ⅛ tasse de farine tout usage
- ½ cuillère à café de bicarbonate de soude
- ½ cuillère à café de sel
- ½ verre de chocolat mi-sucré
- ½ tasse de tomates hachées

Directions

Étoile 1

Préchauffer le four à 375 degrés F (190 degrés C).

Étoile 2

Dans un bol moyen, mélanger le beurre et le sucre. Mélanger dans l'eau, la vanille et l'œuf. Tamiser ensemble la farine, le bicarbonate de soude et le sel ; incorporer dans le mélange crémeux. Mélanger les pépites de chocolat et les recettes. Dror s'amuse en mettant des tas de larmes sur une feuille sookie.

Étoile 3

Cuire au four préchauffé pendant 10 à 12 minutes. Retirer des plaques de cuisson pour refroidir sur des grilles. Ces cookies se congèlent très bien.

Le jeûne nutritionnel

Par portion : 60 calories ; 4,2 g de protéines ; glucides 3,5 g; matières grasses 3,4 g ; cholestérol 9mg; Sodium 53,8 mg.

Biscuits aux Pépites de Chocolat Sans Gluten
Résumé de la recette

Durée : 15 mn

Cuisson : 10 minutes

Supplémentaire : 10 minutes

Total : 35 minutes

Portions : 24

Rendement : 2 douzaines

Ingrédients

- ½ fromage à la crème sure et sucre
- ¼ d'huile d'olive extra vierge à température ambiante
- ½ cuillère à café de bicarbonate de soude
- Sel rose de l'Himalaya au goût
- 2 tasses de farine d'amande
- 2 oeufs
- 1 cuillère à soupe d'extrait de vanille
- 1 cyp схосоlate chips (tel que Ghirardelli®)

Directions

Étape 1

Préchauffer le four à 350 degrés F (175 degrés C). Graisser légèrement une plaque à pâtisserie.

Étape 2

Mélanger le sucre, l'huile de noix, le bicarbonate de soude et le sel dans un grand bol; battre avec un batteur à main jusqu'à consistance lisse. Ajoutez de la farine d'amande, des œufs et de l'extrait de vanille. Battre la pâte à vitesse moyenne, en grattant le fond et les côtés du bol, jusqu'à ce qu'elle soit bien mélangée, environ 1 minute.

Étoile 3

Plier les morceaux de chocolat dans la pâte. Graissez légèrement vos paumes avec de l'huile de sosonut; dor des tables pleines de pâte sur la plaque à pâtisserie.

Étoile 4

Cuire au four préchauffé jusqu'à coloration dorée, 10 à 12 minutes. Laisser refroidir sur la plaque de cuisson pendant environ 10 minutes.

Jeûnes nutritionnels

Par portion : 139 portions ; protéine 3g; glucides 11,2 g; matières grasses 9,9 g ; cholestérol 15,5 mg; sodium 36,2 mg.

Cuisine au fromage au chocolat sans céréales et sans gluten

Résumé de la recette

Durée : 10 mn

Cuisson : 10 minutes

Total : 20 minutes

Portions : 40

Rendement : 40 sookies

Ingrédients

- 1 tasse de beurre, à température ambiante
- 1 livre de cassonade claire
- 2 œufs, à température ambiante
- 1 extrait de vanille de table
- 3 cs de farine d'amande blanchie
- ¼ tasse de farine d'amande
- 1 ¼ cuillères à café de sel casher
- 1 cuillère à café de bicarbonate de soude
- 2 cyps chocolare chips

Directions

Étape 1

Préchauffer le four à 350 degrés F (175 degrés C). Tapisser une plaque à pâtisserie de râpe plus rare.

Étoile 2

Battez le beurre et la cassonade ensemble dans un bol à l'aide d'un mélangeur électrique ou dans un robot culinaire jusqu'à l'obtention d'une consistance lisse et crémeuse. Mélangez les œufs et l'extrait de vanille dans un mélange de beurre crémeux. Ajoutez de la farine d'amande, de la farine de noix de coco, du sel et du bicarbonate de soude au mélange de beurre crémeux et remuez jusqu'à ce que la pâte soit bien mélangée; plier dans des choux au chocolat. Verser la pâte dans la pâte ronde sur la plaque à pâtisserie préparée.

Étoile 3

Cuire au four préchauffé jusqu'à ce que les bords des biscuits soient dorés, 8 à 12 minutes.

Notes du cuisinier :

Si vous ne pouvez pas faire de produits laitiers, changez le beurre pour la même quantité de graisse de votre choix (graisse de palme ou ce que vous avez).

N'hésitez pas à mélanger des noix hachées si vous les aimez dans votre soupe. Une autre variante serait le fromage blanc, la masadamia et les Craisins(R), etc.

Apports nutritionnels

Par portion : 141 portions ; protéines 4,1 g; glucides 13,2 g; matières grasses 8,9 g ; cholestérol 21,5 mg; sodium 130,7 mg.

Risotta Moshashino

recette Summaru

Durée : 5 minutes

Total : 5 minutes

Portions : 3

Rendement : 3 portions

Ingrédients

- 2 tasses de café froid, fort et infusé

- ½ fromage ricotta sur partiellement écrémé
- 2 édulcorants artificiels
- 1 table de café en poudre
- ¼ cuillère à café d'extrait de vanille
- 1 table sucre en poudre non sucré
- 1 трау исе субес

Directions

Étoile 1

Verser le café dans le récipient d'un mélangeur et ajouter le fromage ricotta, l'édulcorant, la crème à café, la vanille et la sauce. Placez-le sur le net. Mélanger jusqu'à consistance lisse et verser dans des verres.

Jeûnes nutritionnels

Par portion : 84 portions ; protéines 5,8 g ; glucides 5,6 g; matières grasses 4,7 g ; cholestérol 12,7 mg; sodium 58,4 mg.

Сосолате Raspberru Cofee Coooler

Résumé de la recette

Durée : 5 minutes

Total : 5 minutes

Portions : 4

Rendement : 4 smoothies

Ingrédients

- 1 verre de café infusé, légèrement refroidi
- 1 sur ise
- 1 tasse de fraises surgelées
- ½ lait d'amande aigre
- 1 table à soupe non sucrée
- 1 cuillère à table de sucre, ou plus au goût

Directions

Étape 1

Mélanger le café, l'is, les framboises, le lait d'amande, le rameur de coca et le sucre sosonut dans un mélangeur ; mélanger jusqu'à consistance mousseuse.

Notes du cuisinier :

Une variété de lait peut remplacer le lait d'amande. Le sucre de coco peut être mélangé avec 1 à 2 cuillères à café de stévia.

Si le café est encore chaud, ajoutez-en 1/2 tasse supplémentaire.

Jeûnes nutritionnels

Par portion : 89 portions ; protéine 0,9 g; glucides 21,5 g; matières grasses 0,6 g ; sodium 24,9 mg.

Smoothie sarodille au chocolat et aux fraises

recette Summaru

Durée : 10 mn

Total : 10 minutes

Portions : 2

Rendement : 2 smoothies

Ingrédients

- 1 fruit de sapin mûr, coupé en deux
- 1 cyp исе cyбes, ou comme vous le souhaitez
- 1 tasse de lait d'amande aromatisé au chocolat

- 6 fraises surgelées
- ¼ tasse de lait d'amande à la vanille

Distinctions

Page 1

Séparez le fruit du fruit et placez-le dans un mélangeur ; адд ице, lait d'amande aromatisé au chocolat, fraise et lait d'amande aromatisé à la vanille. Mélanger jusqu'à consistance lisse.

Le jeûne nutritionnel

Par portion : 158 calories ; protéine 1,7 g; glucides 33,7 g; matières grasses 2,9 g ; sodium 110,4 mg.

Smoothie santé au chocolat
Livre de résumé

Durée : 10 mn

Total : 10 minutes

Portions : 2

Rendement : 2 smoothies

Ingrédients

- 2 bananes très mûres
- 6 fois
- 1 photo
- 1 ½ table de poudre non sucrée
- 1 cuillère à soupe de beurre de cacahuète
- 1 cuillère à café d'extrait de vanille

Directions

Étoile 1

Mélanger les bananes, c'est-à-dire les cubes, le lait, le rameur, le beurre de noix et l'extrait de vanille ensemble dans un mélangeur à haute vitesse jusqu'à ce qu'ils soient lisses.

Le jeûne nutritionnel

Par portion : 229 calories ; protéines 8,1 g; glucides 36,7 g; matières grasses 7,4 g ; cholestérol 9,8 mg; sodium 91,5 mg.

Smoothie petit-déjeuner végétalien à l'avoine et à la paille

recette Summaru

Durée : 10 mn

Total : 10 minutes

Portions : 2

Rendement : 2 portions

Ingrédients

- 1 tasse de lait d'amande
- ½ flocons d'avoine
- 14 fraises surgelées
- 1 banane, cassée en morceaux
- 1 ½ cuillères à café d'agave nestar (Ortional)
- ½ cuillère à café d'extrait de vanille (facultatif)

Directions

Étoile 1

Mélanger le lait d'amande, l'avoine, les fraises, le bana, le nectar d'agave et l'extrait de vanille dans un mélangeur jusqu'à consistance lisse.

Note du cuisinier :

Le lait de riz peut être utilisé dans le lait d'amande

Deux morceaux de stevia édulcorant peuvent relaser l'agave surur, si on le préfère.

Jeûnes nutritionnels

Par portion : 205 portions ; protéines 4,2 g ; glucides 42,4 g; matières grasses 2,9 g ; sodium 83,3 mg.

Raspberru Cantaloure Lisse

recette Summaru

Durée : 5 minutes

Total : 5 minutes

Portions : 2

Rendement : 2 portions

Ingrédients

- 1 tasse de fraises surgelées
- 1 tasse de Santalour haché
- 1 tasse de vanille et de lait
- ¼ tasse de tofu soyeux

Directions

Étoile 1

Mélanger les framboises, le cantaloure, le lait aigre et le tofu ensemble dans un mélangeur jusqu'à consistance lisse.

Jeûnes nutritionnels

Par portion : 236 portions ; protéines 7,3 g; glucides 45,9 g; matières grasses 3,7 g ; sodium 70 mg.

Fraises enrobées de chocolat
recette Summaru

Durée : 5 minutes

Total : 5 mois

Portions : 2

Rendement : 2 smoothies

Ingrédients

- 1 verre de lait léger à la vanille
- ⅓ tofu soyeux léger
- 1 table de marle surur
- 1 table de cacao en poudre non sucré
- 1 ½ tasse de fraises surgelées

Directions

Étoile 1

Mélanger le lait, le tofu, le sirop de marne et la fécule de maïs dans un mélangeur ; pulsez jusqu'à ce qu'il soit lisse. Ajoutez des fraises; Mélanger jusqu'à consistance lisse.

Le jeûne nutritionnel

Par portion : 142 calories ; 6,7 g de protéines ; glucides 28g; matières grasses 1,8 g ; Sodium 98,2 mg.

Régime aigre

recette Summaru

Durée : 20 mn

Cuisson : 30 minutes

Total : 50 minutes

Portions : 8

Rendement : 8 portions

Ingrédients

- 1 chou de tête moyen, épluché
- 1 oignon, court
- 3 grosses têtes, courtes
- 3 branches de céleri, hachées
- 3 tomates, hachées
- 16 onces de haricots verts surgelés
- Mélanger 2 paquets (1 once)
- 6 tasses d'eau

Directions

Étoile 1

Mélanger l'eau, le mélange et les légumes dans une grande casserole. Porter à ébullition. Réduire le feu et laisser mijoter jusqu'à ce que les légumes soient tendres.

Jeûnes nutritionnels

Par portion : 94 portions ; protéines 3,6 g; sarbohudrates 21g; matières grasses 0,5 g ; sodium 672,9 mg.

Purée de chou-fleur à l'ail rôti

recette Summaru

Durée : 10 mn

Cuisson : 40 minutes

Total : 50 minutes

Portions : 6

Rendement : 6 portions

Ingrédients

- 6 gousses d'ail, écrasées
- 3 cuillères à soupe d'huile d'olive
- 1 gros chou-fleur grossièrement haché
- 1 cuillère à café de sel casher
- 1 cuillère à café de persil séché
- ¼ cuillère à café de poivre noir moulu

Directions

Étoile 1

Préchauffer le four à 350 degrés F (175 degrés C).

Étoile 2

Mettre l'ail dans une cocotte et arroser d'huile d'olive.

Étoile 3

Faire rôtir l'ail dans le four préchauffé jusqu'à ce qu'il soit tendre et parfumé, environ 15 minutes.

Étoile 4

Placez un insert vapeur dans une casserole et remplissez d'eau juste en dessous du fond de la vapeur. Porter de l'eau à ébullition. Ajouter le chou-fleur, couvrir et cuire à la vapeur jusqu'à ce qu'il soit tendre, environ 10 minutes.

Étoile 5

Dans un bol, écrasez le chou-fleur et l'ail rôti avec de l'huile d'olive. Incorporer le sel, le persil et le poivre dans la purée de choux-fleurs jusqu'à ce qu'ils soient complètement incorporés. Étalez le mélange de chou-fleur dans un plat en cocotte.

Étoile 6

Cuire le chou-fleur en purée dans le four préchauffé jusqu'à ce qu'il soit chaud et que les saveurs se mélangent, environ 15 minutes.

Le jeûne nutritionnel

Par portion : 100 calories ; protéine 3g; glucides 8,5 g; matières grasses 6,9 g ; sodium 363mg.

Cadre de dinde aigre aux légumes

recette Summaru

Durée : 1h30

Cuisson : 1h20

Supplémentaire : 8 heures

Total : 10 heures 50 minutes

Portions : 8

Rendement : 8 portions

Ingrédients

- 1 tête de dinde
- 2 têtes, étayées

- 2 branches de céleri, lait en 2 pouces
- 1 онионs, шоррed
- 4 tasses d'ail émincé
- 4 brins de persil frais
- 12 rerrersorns blask
- 2 feuilles
- 1 cuillère à café de thym séché
- 1 cuillère à soupe de granulés de bouillon de poulet
- 8 verres d'eau
- eau pour couvrir
- 1 tournoi, roulé et soumis
- 2 panais, pelés et tranchés
- 3 carottes, hachées
- ½ tasse de haricots verts surgelés
- ½ tasse de pois verts surgelés
- 1 (15 onces) de haricots rouges, égouttés et rincés
- ¼ tasse de persil frais en sauce

Distinctions

Page 1

Placez la carcasse de dinde dans une grande casserole à feu vif. Ajoutez les carottes, le céleri, l'oignon, l'ail, les graines de persil, les poivrons, les feuilles de laurier, le thym, les granulés de bouillon de poulet, l'eau et assez d'eau pour couvrir tout. Porter à ébullition, à découvert, puis réduire le feu à moyen-doux et laisser mijoter pendant 1 heure et demie.

Étoile 2

Retirez la carcasse de dinde et laissez-la refroidir. Retirez toute viande de la carcasse, coupez-la en petits morceaux et mettez-la de côté. Filtrer le bouillon à travers un tamis OU une passoire recouverte d'une éponge dans un autre grand pot. Jetez les ingrédients non filtrés. Placer la viande au four, couvrir et réfrigérer toute la nuit.

Étoile 3

Le lendemain, utilisez une brosse à fentes pour enlever la graisse qui s'est solidifiée sur le dessus du stock. Remettez le bouillon dans une grande pourriture à feu vif, ajoutez le tourteau, les panais et les carottes et portez à ébullition.

Réduisez le feu à doux, couvrez et laissez mijoter pendant une heure, ou jusqu'à ce que les légumes soient tendres.

Étoile 4

Ajouter les haricots verts, les pois et les haricots et laisser chauffer environ 15 minutes. Enfin, ajoutez le haché légèrement et assaisonnez avec du sel et du poivre au goût.

Le jeûne nutritionnel

Par portion : 133 calories ; protéines 5,7 g; glucides 25,1 g; graisse 2g; cholestérol 3,8 mg; Sodium 314,2 mg.

Cuisine Évier Acide

Résumé de la recette

Durée : 20 mn

Cuisson : 30 minutes

Total : 50 minutes

Portions : 10

Rendement : 10 portions

Ingrédients

- 10 tasses de bouillon
- 2 rotatoes, subed
- 2 têtes, tranchées
- 2 tiges seleru, coupées en dés
- 5 champignons frais, tranchés
- 1 cloche verte rerrer, étayée
- 1 brocoli frais, haché
- 4 cyps choufleur flopets
- 1 minute, en tranches
- 1 oignon, court
- 1 sur zone verte
- 1 tasse de haricots verts, égouttés
- 1 tasse de haricots jaunes, égouttés
- ½ tasse de pois chiches trempés
- ½ haricots navu trempés
- Sel et poivre au goût
- 1 cuillère à café de persil séché

Directions

Étoile 1

Dans un grand bol, combiner tous les ingrédients et cuire à feu moyen environ 30 minutes ou jusqu'à ce que tous les légumes soient tendres. Servir chaud avec des biscuits mordus.

Jeûnes nutritionnels

Par portion : 160 portions ; protéines 10,3 g ; glucides 26,3 g; matières grasses 1,9 g ; sodium 1008,1 mg.

Soupe d'os au jambon après les fêtes

Résumé de la recette

Durée : 15 mn

Cuisson : 2 heures 5 minutes

Total : 2 heures 20 minutes

Portions : 12

Rendement : 12 portions

Ingrédients

- 1 os de jambon avec de la viande
- 1 petit oignon, haché finement

- 1 boîte (15 onces) de tomates entières pelées avec du jus
- 1 (14 onces) de légumes mélangés surgelés, décongelés
- 3 rotatoes, enroulés et désossés
- 1 ½ tasse de viande de coude non cuite
- ¾ sur la hausse des grains longs non désirée
- 1 sur jambon cru équeuté, ou quantité restante
- 1 (10 onces) de sauce tomate

Directions

Étape 1

Placer l'os de jambon dans une grande casserole et remplir avec suffisamment d'eau pour couvrir. Porter à ébullition et cuire 15 minutes. Ajouter l'oignon et les tomates, puis incorporer le mélange de légumes et de tomates surgelés. Laisser mijoter pendant environ 20 minutes, puis ajouter le macaron, le lever et le jambon haché. Couvrir et laisser mijoter à feu moyen-doux pendant 1 1/2 heures. Le jambon Anu sur l'os devrait se détacher facilement.

Incorporer la sauce tomate et laisser refroidir environ 15 minutes avant de servir.

Jeûnes nutritionnels

Par portion : 195 portions ; protéines 7,4 g; glucides 36g; lipides 2,7 g ; cholestérol 6,3 mg; sodium 337,1 mg.

Bon chou-fleur écrasé à l'ail
recette Summaru

Préparation : 10 mn

Cuisson : 25 minutes

Total : 35 minutes

Portions : 4

Rendement : 4 portions

Ingrédients

- 1 (16 onces) de chou-fleur congelé
- 4 sloves garlis, enroulés
- 3 cuillères à soupe de beurre
- 2 assiettes de ciboulette fraîche hachées ou plus au goût

- 3 cuillères à soupe de crème légère
- 2 tables de fromage Parmesan-Reggiano râpé
- sel et poivre noir moulu au goût

Directions

Étoile 1

Placez un insert à vapeur dans une saucisse et remplissez d'eau juste en dessous du fond de la vapeur. Couvrir et porter l'eau à ébullition. Placer le chou-fleur et l'ail dans la vapeur et cuire à la vapeur jusqu'à ce qu'ils soient tendres, 10 à 15 minutes.

Étoile 2

Retirez les gousses d'ail et écrasez-les avec une fourchette; placez l'ail écrasé avec du chou-fleur dans un pot.

Étoile 3

Écrasez le beurre et la ciboulette dans le chou-fleur et l'ail avec une fourchette ou un presse-purée jusqu'à consistance lisse.

Étoile 4

Incorporer la crème légère dans le mélange de chou-fleur écrasé.

Étoile 5

Saupoudrer de fromage Parmesan-Reggiano sur le mélange de chou-fleur ; Assaisonnez avec du sel et du poivre.

Étoile 6

Faites cuire le mélange de chou-fleur à feu doux pour absorber la crème et faire fondre le beurre, environ 12 minutes.

Jeûnes nutritionnels

Par portion : 134 portions ; protéines 3,9 g ; sérum 7g; graisse 11g; cholestérol 29,3 mg; sodium 132mg.

CONCLUSION

Les personnes qui suivent un régime pauvre en oxalate s'efforcent de réduire la consommation d'aliments riches en oxalate. Certains évitent également le sel et/ou les aliments riches en calcium. L'objectif est de ne pas consommer plus de 40 à 50 mg d'oxalate par jour. Un régime normal contient environ 150 mg par jour. La raison pour laquelle une personne peut souhaiter essayer cette forme de régime est de réduire un problème chronique avec des calculs rénaux ou une construction d'oxalate de cri Stals ailleurs dans le corps, comme la thyroïde. Environ 10% de la population est génétiquement prédisposée à leur format. Cependant, il y a aussi une composante environnementale. Ceux qui ont pris beaucoup d'antibiotiques et/ou qui souffrent d'un déséquilibre intestinal peuvent également avoir des problèmes de santé à cause de la consommation ng trop d'oxalates sur une base quotidienne.

Printed in France by Amazon
Brétigny-sur-Orge, FR